淋巴瘤
诊疗规范

（北京大学肿瘤医院2022年版）

朱 军 主编

U0381759

化学工业出版社
·北京·

内容简介

本书内容共分为四部分。第一部分为概述；第二部分为各型淋巴瘤的诊断和治疗原则；第三部分为淋巴瘤的治疗，包括化疗、放疗、造血干细胞、不良反应及处理；第四部分为淋巴瘤分类、常用淋巴瘤免疫组化染色组合、分期标准、预后指标、疗效评价标准等。本书内容立足于国内淋巴瘤的诊治现状，充分考虑到了治疗方案的规范性和治疗药物的可及性，旨在为制定符合国情的精准化和个体化的治疗策略提供参考。本书具备实用和精炼两个特点，是对淋巴瘤进行规范化诊断和治疗的重要依据，可作为临床实践的常用口袋书。本书适合肿瘤专业医师参考阅读。

图书在版编目（CIP）数据

淋巴瘤诊疗规范：北京大学肿瘤医院2022年版/朱军主编.—北京：化学工业出版社，2022.2
ISBN 978-7-122-40409-1

Ⅰ.①淋⋯　Ⅱ.①朱⋯　Ⅲ.①淋巴瘤-治疗-规范
Ⅳ.①R733.45-65

中国版本图书馆CIP数据核字（2021）第248662号

责任编辑：赵兰江　　　　　　　　装帧设计：张　辉
责任校对：王鹏飞

出版发行　化学工业出版社
　　　　　（北京市东城区青年湖南街13号　邮政编码100011）
印　　刷　三河市航远印刷有限公司
装　　订　三河市宇新装订厂
710mm×1000mm　1/32　印张6　字数106千字
2022年4月北京第1版第1次印刷

购书咨询：010-64518888　　　　　　售后服务：010-64518899
网　　址：http://www.cip.com.cn
凡购买本书，如有缺损质量问题，本社销售中心负责调换。

定　　价：39.00元　　　　　　　　版权所有　违者必

编写人员名单

主　编　朱　军

副主编　宋玉琴　李向红　刘卫平

编写人员（按姓氏拼音排序）

邓丽娟　丁红红　丁　宁　杜婷婷

冯非儿　何天珩　胡少轩　冷　馨

李　帅　李向红　李永恒　林宁晶

刘卫平　梅　迪　米　岚　平凌燕

时云飞　宋玉琴　唐　磊　汤永静

涂梅峰　王宵旰　王小沛　王雪鹍

吴　梦　谢　彦　应志涛　张　晨

张关敏　赵林俊　郑　文　朱　军

朱立立　朱向高

序　言

　　《淋巴瘤诊疗规范》是以北京大学肿瘤医院淋巴瘤科的临床诊疗常规为基础进行编订的，汇聚了临床、病理、影像、核医学等众多领域专家的集体智慧。自2020年出版以来，受到了全国淋巴瘤专业医生的喜爱。2022年版立足于国内淋巴瘤的诊治现状，充分考虑到治疗方案的规范性和治疗药物的可及性，旨在为制定符合国情的精准化和个体化的治疗策略提供参考。

　　本书针对国内常见淋巴瘤类型，提供优化的诊断和治疗路径，结合北京大学肿瘤医院淋巴瘤科牵头或参与的全国多中心临床试验，例如CAR-T细胞治疗、双特异性抗体、小分子靶向药物等，为临床治疗提供更多的参考和借鉴。本书基于国内的实际情况，注重药物可及性，不推荐使用国内尚未上市药物或价格特别昂贵的药物，同时也强调需要根据患者的耐受性、年龄、体力情况、淋巴瘤病情、家庭经济情况等进行综合判断，合理选择治疗方案。本书中的术语采用规范用词，所有的药物名称采用《中华人民共和国药典》2020年版的通用名称。

总之，《淋巴瘤诊疗规范》具备实用和精炼两个特点，是淋巴瘤规范化诊断和治疗的重要参考依据，是临床实践的常用口袋书。希望本书能为大家的临床工作提供便利，同时也希望本书能构建一个让更多同行认识和认可的平台，开展全方位多层面的合作。

2022年1月1日　于北京

目 录

第一篇 概述

第二篇 各论

第三篇　治疗

附　录

第一篇
概述

淋巴瘤（lymphoma）是一组起源于淋巴结或淋巴组织的恶性肿瘤，分为霍奇金淋巴瘤（Hodgkin lymphoma，HL）和非霍奇金淋巴瘤（Non-Hodgkin's lymphoma，NHL）两大类。我国 HL 和 NHL 的发病率分别为 0.46/10 万和 4.29/10 万，死亡率分别为 0.19/10 万和 2.45/10 万，而且城乡、地域之间差异明显。

一、诊断与鉴别诊断

1.临床诊断

（1）局部症状：无痛性进行性淋巴结肿大；肿大的淋巴结压迫周围组织器官并出现相应的临床症状；结外器官受侵的相应表现。

（2）全身症状：发热、盗汗、体重减轻等 B 症状，B 症状仅对 HL 有预后意义，对 NHL 的预后价值有限；可有皮肤瘙痒、疲劳、乏力等。

（3）外周血和骨髓的表现

外周血：贫血、白细胞或血小板增多或减少、血沉快、类白血病反应等；部分可合并自身免疫性溶血性贫血、血清单克隆免疫球蛋白异常增高及其他自身免疫功能异常。

骨髓：骨髓侵犯仅代表了病变的广泛程度，与患者预后并非呈正相关。骨髓侵犯以骨髓活检和流式细胞学检查为主要判断方法，但 HL 不适宜以流式细胞学检查进行诊断，建议以骨髓活检为主；淋巴母细胞淋巴瘤（LBL）和小淋巴细胞淋巴瘤（SLL），常伴有广泛骨髓侵及，或者以骨髓起病为主，前者在疾病本质上系与急性淋巴细胞白血病（ALL）为同一疾病，并称为LBL/ALL；后者系与慢性淋巴细胞白血病为同一疾病，并称为SLL/CLL。

2. 病理诊断

（1）病变取材方式：淋巴结或浅表的结外部位（皮肤、黏膜、软组织等）发生的病变推荐行手术切除活检；内镜（胃肠镜、胸腹腔镜等）可达的深在部位的病变推荐病变完整或部分切除活检；切除活检有困难时可考虑B超/CT引导下的病变部位空芯针穿刺活检（推荐至少16G以便尽量保留病变的组织结构），应避免细针抽吸活检。当发现骨髓或外周血受累表现或证据时，推荐同时行流式细胞学检查。

（2）明确病理类型：大部分的典型病例病理医师通过形态学及免疫组化染色综合分析即可确诊，疑难及罕见病例需加做克隆性重排及基因检测。当临床怀疑出现淋巴瘤病情复发或进展时，强烈推荐再次行病理活检，以核实淋巴瘤病理类型及是否发生"转化"或"进展"。

（3）常见B及T/NK细胞NHL分类标记

淋巴细胞共同抗原：LCA（CD45）。

B细胞标记：一线CD20；二线PAX5、CD79a、CD19及CD22（后两者为CAR-T治疗靶点）。

T细胞标记：一线CD3（最特异）；二线CD2、CD5、CD7、CD43。

T细胞亚型标记：辅助性T细胞（CD4），细胞毒性T细胞（CD8），滤泡辅助T细胞（CD4，PD1，CXCL13，CD10，Bcl6，ICOS）。

NK细胞标记：CD56；细胞毒颗粒蛋白有Granzyme B、TIA1、perforin（也可见于其他外周T细胞淋巴瘤）。

淋巴母细胞标记：TdT，CD99，CD34，CD1a。

（4）病理会诊：患者近期在外院（正规医院）行病理活检，可优先对外院标本进行病理会诊。会诊需提供病史、身份证、原单位病理报告（均为复印件即可）及到原单位病理科借阅的全部病理切片。同时，鉴于淋巴瘤诊断的复杂性，为提高效率，对诊断有疑虑的病例建议提交肿瘤组织的涂胶白片（病变典型的石蜡标本块制作，数量15～20张，厚4～5μm），以备增加必要的免疫组化染色及基因检测辅助诊断及分型。

（5）病理诊断术语分级

Ⅰ类（明确/基本明确）：直接给出疾病名称；

Ⅱ类（不能完全肯定/有所保留）：疾病名称冠以修饰词如"符合"＞"考虑"＞"倾向/疑为/不除外/提示"等，Ⅱ类常需要进一步增加基因检测等；

Ⅲ类（描述性）：不给出具体疾病名称，仅描述病变的主要特征，需沟通是否需要再次活检；

Ⅳ类（不能诊断）：组织过小/处理不当失去正常结构无法辨认，再次活检确诊。

3.鉴别诊断

淋巴组织反应性增生、淋巴结炎、自身免疫性疾病、结核、转移癌等。

二、分期检查

1.体格检查

全身浅表淋巴结＋韦氏环＋肝脾检查±皮肤软组织等。

2.实验室检查

（1）血尿便常规、生化全项、血沉、β_2-微球蛋白（β_2-MG）、乳酸脱氢酶（LDH）、感染筛查（乙肝＋丙肝＋艾滋病＋梅毒，异常者需完善病毒载量或行确证实验）；

（2）骨髓检查：骨髓涂片＋活检＋流式细胞学检测（HL不适宜流式细胞学检查）；

（3）脑脊液检查

① 无中枢侵犯者，依据继发中枢风险决定中枢预防频次，推荐以4～8次腰穿＋鞘注或2次HD-MTX作为中枢预防手段；

② 已有中枢侵犯者，脑脊液检查应纳为基线及评效检查项目，依据所选全身治疗方案及脑脊液细胞学情况酌情选择是否进行腰穿＋鞘注。该部分具体内容详见"原发及继发中枢神经系统淋巴瘤"章节。

3.影像学检查

（1）、（2）必选其一，（3）～（5）酌情选择。

（1）首选PET/CT检查：SLL/CLL、边缘区淋巴瘤、蕈样霉菌病、中枢神经系统淋巴瘤不推荐 PET/CT 检查；

（2）经济条件受限者：常规颈胸腹盆腔增强 CT；浅表淋巴结 B 超（常规包括双侧颈部、颌下、锁骨上、腋下、腹股沟淋巴结）；

（3）头颈部受侵者：头颈部增强 MRI 或者增强 CT，首选前者；

（4）可疑脑或脊椎受侵：脑或脊椎增强 MRI；

（5）骨痛或可疑骨受侵：受累部位增强 MRI。

4.其他检查（必要时）

（1）胃肠道受侵：胃镜、肠镜检查，胃淋巴瘤患者需行 HP 检查；

（2）常规心电图检查，心血管基础病、高龄或拟应用蒽环类药物人群选择行超声心动图检查；

（3）拟用博莱霉素且有肺基础病变者推荐肺功能检查。

三、分期

淋巴瘤在经历了 Ann Arbor/Ann Arbor-Cotswold 改良分期后，2014 年推出新的标准分期体系 Lugano 分期[3]，对既往分期存在的误解、不足进行了清晰地阐述和界定，并将 PET/CT 正式纳入淋巴瘤分期检查方法中，并对其应用的价值和局限性进行了规范。

原发胃肠道淋巴瘤在经历了 TNM/Ann Arbor/Musshoff 分期后，最终 Lugano 会议确定将修订的 Musshoff 分期作为胃肠淋巴瘤的标准分期系统，称为 Lugano 分期。

慢性淋巴细胞白血病需采用 Rai 分期，小淋巴细胞淋巴瘤采用 Lugano 分期。

原发皮肤淋巴瘤采用 EORTC 分期标准。蕈样霉菌病因为有转化为 Sezary 综合征可能，因此采用 TNMB 分期；非蕈样霉菌病不存在 Sezary 综合征，所以采用 TNM 分期；但是以皮肤起病为主的结外 NK/T 细胞淋巴瘤鼻型、皮下脂膜炎样 T 细胞淋巴瘤、外周 T 细胞淋巴瘤非特指型，建议仍然采用 Ann Arbor 分期。

四、预后评价

病理类型是预后最关键因素，同一病理亚型中还可依据基线数据进一步判断预后。国际预后指数（IPI）为淋巴瘤中最常用预后评分，部分病理亚型有其特有评分体系（如 HL、DLBCL、FL、MCL、PTCL 等）。

五、治疗原则

根据淋巴瘤的生物学行为可以将其分为三类：惰性淋巴瘤（如滤泡性淋巴瘤、边缘区淋巴瘤、CLL/SLL、淋巴浆细胞淋巴瘤、蕈样霉菌病等）、侵袭性淋巴瘤（如弥漫大 B 细胞淋巴瘤、NK/T 细胞淋巴瘤等）、高度侵袭性淋巴瘤（如 LBL、伯基特淋巴瘤）。

惰性淋巴瘤很难达到治愈，治疗目的为延长无进展生存期，改善生活质量。无治疗指征者可以观察等待，需要治疗者可酌情采用全身治疗、放疗或参加临床试验。

侵袭性淋巴瘤及高度侵袭性淋巴瘤是一种可治愈的疾病，约有三分之二的患者可以达到治愈，治疗目的为尽快达到完全缓解，延长总生存期。治疗可采用全身化疗、放疗、造血干细胞移植或参加临床试验。

六、毒性评价及疗效

1.毒性评价

（1）化疗及靶向治疗药物毒性评价标准参照 CTCAE 标准；

（2）首次治疗前评估粒缺伴发热一级预防指征，此后每周期化疗都需评价既往治疗毒性，并依此调整后续支持治疗手段、治疗方案药物及剂量，甚至延迟治疗时间；

（3）特别注意：ABVD 方案鼓励按时用药，不推荐因血液学毒性而推迟治疗时间。

2.评效

检查方法参照治疗前的分期检查，病变部位重点检查。标准参照 Lugano 标准。

（1）中期评效是指预期化疗周期数进行一半后的评效检查，通常在 4 周期化疗后。但为避免极少数患者在化疗早期就出现无效或者进展，北京大学肿瘤医院淋巴瘤科推荐每化疗 2 周期评价疗效 1 次；

（2）终期评效时间为末次化疗后 6~8 周。放疗后评效推荐于放疗结束后 8~12 周进行；

（3）全部评效结果需于下周期治疗前获得，例如采用 PET/CT 为化疗期间评效时推荐在下一周期前的 3 日之内进行，不得因评效延误治疗时间。

七、随访

（1）侵袭性淋巴瘤：治疗结束后的前 2 年每 3 个月复查 1 次，以后每 6 个月复查 1 次至 5 年。此后每年复查 1 次维持终生。

（2）惰性淋巴瘤：随着随访时间延长，复发风险增加，建议每 3～6 个月复查 1 次，维持终生。

（3）伯基特淋巴瘤：在治疗后第 1 年复发风险极高，建议每 2 个月复查 1 次；1 年后复发风险极低，建议每 3～6 个月复查 1 次至 2 年；此后每年复查 1 次，维持终生。

随访内容：病史、体格检查、常规实验室检查、影像学检查。随访超过 1 年的患者，尽量减少 CT 或 MRI 检查，而以胸片和 B 超代替。不推荐 PET/CT 作为随访检查手段。

【参考文献】

[1] Liu W, Liu J, Song Y, et al. Mortality of lymphoma and myeloma in China, 2004-2017: an observational study. J Hematol Oncol. 2019, 12(1): 22.

[2] Liu W, Liu J, Song Y, et al. Burden of lymphoma in China, 2006-2016: an analysis of the Global Burden of Disease Study 2016. J Hematol Oncol. 2019, 12(1): 115.

[3] Cheson BD, Fisher RI, Barrington SF, et al. Recommendations for initial evaluation, staging, and response assessment of Hodgkin and non-Hodgkin lymphoma: the Lugano classification. J Clin Oncol. 2014, 32(27): 3059-3068.

（执笔人：吴梦　时云飞　刘卫平）

第二篇
各论

第一章　霍奇金淋巴瘤

一、诊断和鉴别诊断

1.临床诊断

霍奇金淋巴瘤（Hodgkin lymphoma，HL）是发生于淋巴系统的恶性肿瘤，通常起源于B淋巴细胞。淋巴结肿大是霍奇金淋巴瘤最常见的临床表现，90%患者以淋巴结肿大就诊，约70%表现为颈部淋巴结肿大，50%具有纵隔淋巴结肿大。淋巴结肿大常呈无痛性、进行性肿大。病变从一个或一组淋巴结开始，通常由原发灶沿淋巴管道向邻近淋巴结区域有规律地逐站播散。晚期可发生血行播散，累及脾、肝、骨髓、骨骼等。

2.病理诊断及分型

参见2016版WHO《淋巴造血组织肿瘤分类》（见附录）。

二、治疗原则

化疗、放疗相结合的综合治疗；放疗原则参见"放疗"章节。

1.经典HL

经典霍奇金淋巴瘤为侵袭性淋巴瘤，经规范化一线治疗，早期患者达80%以上的治愈率，晚期患者也可达 50% 以上治愈率[1]；一旦复发或者难治，二线或者三线挽救化疗的有效率 70%～80%，但是无法根治，即便新药物如维布妥昔单抗（Brentuximab vedotin，BV）或者 PD-1 单抗，也仅能获得缓解，无法根治。因此，复发难治但年龄≤65 岁的患者，一旦再次获得缓解，建议尽快考虑自体造血干细胞采集和自体造血干细胞移植，这是目前唯一有希望获得长期缓解的途径。

（1）早期 HL

根据有无预后不良因素，分为预后良好组和预后不良组。有任意一项预后不良因素即为预后不良组（见附录）。

预后良好组：ABVD×4 周期 + 放疗；若不能放疗，ABVD×6 周期（建议 2 周期后行 PET-CT 检查，根据疗效调整后续治疗方案）；

预后不良组：ABVD×6 周期 +/- 放疗；部分预后极其不良患者可选择 BEACOPP 或 ABVD/BEACOPP 序贯方案（建议中期评效采用 PET-CT 检查，根据疗效调整后续治疗方案）。

（2）进展期 HL

一线治疗 6～8 周期 ABVD+/- 残留病灶放疗；高危患者可选择 BEACOPP 或 ABVD/BEACOPP 序贯方案 +/- 残留病灶放疗。

一线大剂量化疗 + 自体造血干细胞移植不是常规治疗，只作为部分极高危患者的研究性治疗。

IPS≥4 分或博来霉素有禁忌的患者，可以考虑 BV+AVD 方案治疗 6 周期。

（3）复发、难治经典 HL

二线挽救化疗有效患者，尽快考虑自体干细胞采集和自体造血干细胞移植[2]。北京大学肿瘤医院淋巴瘤科目前正在开展 PD1 单抗 + 化疗用于二线挽救治疗；二线挽救化疗无效或者自体造血干细胞移植之后复发的患者，可以考虑使用 BV 或 PD-1 单抗或参加临床研究[3,4]。

2. 结节性淋巴细胞为主型 HL 的治疗

该类型不同于经典 HL，其细胞来源为成熟 B 细胞，生物学行为类似惰性 B 细胞淋巴瘤，因此治疗原则等同于边缘区淋巴瘤或者滤泡性淋巴瘤。可以长期生存，但是复发率极高，尤其是进展期患者。该类型有 20% 的病例可能病理诊断有误，建议有经验的淋巴瘤病理医生会诊；部分病例有转化为大 B 细胞淋巴瘤的可能性，因此复发患者应再取病理明确诊断。

（1）早期局限病变：可单纯放疗，或低强度化疗；

（2）早期伴危险因素及进展期患者：参考经典型 HL 或 B-NHL 治疗方案，如 ABVD、CHOP 方案；

（3）由于该类型肿瘤细胞 CD20 阳性，因此该类型治疗方案可以选择利妥昔单抗单药治疗或联合化疗；但是肿瘤细胞为 CD30 阴性或弱阳性，不适宜 BV 治疗。

【参考文献】

[1] Yang M, Ping L, Liu W, et al. Clinical characteristics and prognostic factors of primary extranodal classical Hodgkin lymphoma: a retrospective study. Hematology. 2019, 24(1): 413-419.

[2] Yan X, Xiaopei W, Lan M, et al. High-dose chemotherapy followed by autologous stem cell transplantation for patients

with refractory/relapsed classical Hodgkin lymphoma : a single center experience from China. Ann Hematol. 2020 Jan 24. doi: 10.1007/s00277-019-03812-w. [Epub ahead of print]

[3] Song Y, Gao Q, Zhang H, et al. Treatment of relapsed or refractory classical Hodgkin lymphoma with the anti-PD-1, tislelizumab: results of a phase 2, single-arm, multicenter study. Leukemia. 2019 Sep 13. doi: 10.1038/s41375-019-0545-2. [Epub ahead of print]

[4] Song Y, Wu J, Chen X, et al. A single-arm, multicenter, phase 2 study of camrelizumab in relapsed or refractory classical Hodgkin lymphoma. Clin Cancer Res. 2019 Aug 16. pii: clincanres.1680.2019. doi: 10.1158/1078-0432.CCR-19-1680. [Epub ahead of print]

（执笔人：冷馨　谢彦）

第二章　淋巴母细胞淋巴瘤

一、诊断

1.临床诊断

淋巴母细胞淋巴瘤（lymphoblastic lymphoma，LBL）是来源于前体 T 或前体 B 细胞的一种高侵袭性淋巴瘤，又分为 T-LBL 和 B-LBL。在成人患者中，T-LBL 患者约占 90%，其中 60%～70% 的患者以纵隔大包块起病，临床可表现为上腔静脉压迫综合征。

2.病理诊断

由于在形态学和免疫表型上无法进行区分，在

2016 版 WHO《淋巴造血组织肿瘤分类》中，LBL 和 ALL 被认为是同一疾病的不同表现形式。肿瘤细胞为中等大小细胞，核分裂象多见。免疫表型常表达终末脱氧核苷酸转移酶（TdT）、CD10、CD34 等幼稚细胞标志。

二、治疗

Ⅰ～Ⅳ期的 LBL 患者均被视为全身性疾病，不推荐 CHOP 化疗，推荐采用类似急性白血病的强化序贯化疗。化疗方案可选择 BFM-90 方案，也可选用 NCCN 指南推荐的其他方案，如 Hyper-CVAD/MA 方案等。

北京大学肿瘤医院淋巴瘤科采用改良 BFM-90 方案[1]，详见"常用的组合化疗方案"章节，要点如下：

（1）诱导治疗：VDLP、CAT 方案各 1 周期。

（2）巩固强化：大剂量 MTX（HD-MTX）+ 6-MP 两周期。

（3）再诱导治疗：VDLP、CAT 各一周期。

（4）自体造血干细胞移植（autologous hematopoietic stem cell transplantation，AHSCT）巩固。

（5）维持治疗：MTX + 6-MP，至总疗程 1～1.5 年。如果口服药物不能耐受，可以改成每月 1 次 COP。

（6）B-LBL：如果 CD20 阳性，可以使用利妥昔单抗治疗。

（7）建议行 BCR-ABL 基因检测，如有 BCR-ABL 融合基因，可以考虑联合 TKI 治疗。

复发难治的 LBL，总体预后极差，如有条件可参加临床试验，如 CART 或双抗等治疗。

备注:

（1）诱导方案开始前，在检查过程中可给予激素预治疗。

（2）由于本方案为保证顺利进行而较原方案治疗强度有所减低，故在再诱导治疗后达到 CR 的患者建议行 AHSCT 进行巩固，然后进入维持治疗。如果拒绝 AHSCT 的患者可在再诱导治疗后再行一周期巩固强化化疗，然后进入维持治疗。

（3）治疗过程中需行鞘内注射进行中枢神经系统侵犯的预防。

（4）若左旋门冬酰胺酶（L-ASP）过敏可用培门冬酶代替[2]。

（5）对于 CD20 阳性的 B-LBL 可加用利妥昔单抗。

（6）不采用纵隔照射及颅脑预防照射。

（7）诱导化疗 VDLP 后第一次评效，诱导化疗 CAT 后第二次评效，再诱导化疗 VDLP 后第三次评效，完成所有化疗或移植前第 4 次评效。

（8）该方案两周期诱导化疗疗效未达到接近 CR 属难治，可考虑参加临床研究。

（9）支持治疗：为保证方案依从性和疗效，加强支持治疗和并发症防护，中性粒细胞绝对值（ANC）≥1×10^9/L，可开始下周期化疗，减少和避免化疗延迟；必要时给予成分血输入。高危患者口服激素期间可以使用复方磺胺甲噁唑预防卡氏肺孢子菌肺炎。

（10）可以考虑异基因移植或二次自体移植巩固治疗。

【参考文献】

[1] Xie Y, Zhang Y, Zheng W, et al. Outcomes of dose-adjusted Berlin-Frankfurt-Münster-90 regimen without radiotherapy in adolescents and adults with T cell lymphoblastic lymphoma. Med Oncol. 2015, 32(4): 110.

[2] Zheng W, Ren H, Ke X, et al. PEG-asparaginase in BFM-90 regimen improves outcomes in adults with newly diagnosed lymphoblastic lymphoma. Chin J Cancer Res. 2017, 29(1): 66-74.

（执笔人：冷馨　谢彦）

第三章　弥漫大B细胞淋巴瘤

第一节　弥漫大B细胞淋巴瘤

根据 2016 版 WHO《淋巴造血组织肿瘤分类》，弥漫大 B 细胞淋巴瘤包含十余种病理亚型，本节内容治疗策略主要针对下述病理亚型：弥漫大 B 细胞淋巴瘤非特指型、血管内大 B 细胞淋巴瘤、慢性炎症相关弥漫大 B 细胞淋巴瘤、EBV 阳性弥漫大 B 细胞淋巴瘤、ALK 阳性大 B 细胞淋巴瘤、T 细胞 / 组织细胞丰富型大 B 细胞淋巴瘤、弥漫大 B 细胞淋巴瘤伴 IRF4 重排、高级别滤泡性淋巴瘤及转化型惰性 B 细胞淋巴瘤。其余常见特殊类型弥漫大 B 细胞淋巴瘤亚型参见本章其他小节。

一、临床表现及诊断

1.临床表现

该病好发于中老年，男性略多见，50%～60% 患者表现为无痛性进行性淋巴结肿大，40%～50% 患者淋巴结外起病，可伴有相应受累部位压迫症状或器官功能损害，还可出现发热、盗汗、体重减轻等 B 症状。

2.病理诊断

（1）推荐基本免疫组化: CD20，CD79a，CD3，CD45RO，CD5，CD10，CyclinD1，bcl-2，bcl-6，Ki-67，CD30，ALK，Mum-1，c-myc，EBV。典型免疫组化: CD20+，CD3-。必要时需行 FISH 检测以鉴别双打击或三打击淋巴瘤。

（2）根据 CD10、BCL-6、MUM-1 的免疫组化检测结果，弥漫大 B 细胞淋巴瘤可分为生发中心型（GCB）和非生发中心型（non-GCB），前者相对预后更好（只要 CD10+，或者只有 BCL-6+，即可判断为生发中心型）。

二、全身治疗原则

（一）初治患者

1. Ⅰ～Ⅱ期

（1）无大肿块：R-CHOP×6 周期，或 aaIPI=0 者可考虑 R-CHOP×4 周期 +R×2 周期，或化疗耐受不佳者 R-CHOP×4 周期 + 局部放疗；

（2）伴大包块：R-CHOP×6 周期 ± 局部放疗；

（3）一线治疗仅达 PR 者可考虑放疗，或大剂量化疗联合自体造血干细胞移植（HDT-AHSCT）± 放疗，或进入复发难治治疗流程。

2. Ⅲ～Ⅳ期

R-CHOP×6-8 周期，具体情况根据中期评效结果而定，基本原则为达到 CR 后巩固 2 个周期（至少 6 周期），CR 伴残余包块＞2.5cm 者可行巩固放疗。终期评效未达 CR 者进入复发难治治疗流程。

3.年轻高危患者

达到 CR 推荐行 HDT/AHSCT，详见"自体造血干细胞移植"章节。

4.老年患者（＞60 岁者）

（1）61～70 岁、整体治疗策略同年轻患者，或以 R-CHOP×6 周期 +R 单药 ×2 周期替代 R-CHOP×8 周期。

（2）71～80 岁：建议基于改良老年综合评估（comprehensive geriatric assessment，CGA）标准[1]决定治疗策略的选择，具体如下：

第一步，评估合并症严重度调整化疗药物组合，见下图。

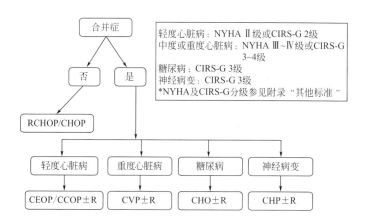

第二步，根据日常生活能力量表（ADL）中 PSMS 和 IADL 评分分层确定化疗剂量（两评分分层不一致时以较低化疗剂量组计算），见下表。

PSMS	6	5	<5
IADL	7~8	5~6	<5
化疗剂量	100%	75%	50%

注：日常生活活动能力评定（activity of daily living，ADL）由美国的 Lawton 和 Brody 制定于 1969 年。由躯体生活自理量表（physical self-maintenance scale，PSMS）和工具性日常生活活动量表（instrumental activity of daily living，IADL）组成。共有 14 项，包括两部分内容：①PSMS（共 6 项）：上厕所、进食、穿衣、梳洗、行走和洗澡；②IADL（共 8 项）：购物、做家务、理财、做饭、使用交通工具、使用电话、洗衣和服药。对以上各项进行评分，1 分为正常（可独立完成），0 分代表不同程度损害（独立完成有些困难、需要帮助、无法完成）。

（3）>80 岁者可选择 R-miniCHOP/R-miniCVP 方案。

（4）心功能不全者可用多柔比星脂质体[2]或依托泊苷替代普通剂型蒽环类药物。

（5）60~80 岁高危一线治疗达 CR/PR 者可能从来那度胺维持治疗中 PFS 获益[3]。

5. C-MYC 和 BCL2 双表达者，或仅有 c-myc 重排、不伴有 bcl2 或 bcl6 易位者

预后不良，但治疗策略同上。

6. 原发睾丸弥漫大 B 细胞淋巴瘤

具有高继发中枢侵犯的风险，应予积极中枢预防，诱导化疗结束后应给予睾丸区照射[4]。

7.高级别B细胞淋巴瘤非特指型

该病理亚型侵袭性高，常伴有骨髓及中枢受侵、高LDH及高IPI评分，预后不佳。治疗方案暂无共识，推荐进入临床试验。一线治疗可行RCHOP或DA-EPOCH-R方案，需联合腰穿＋鞘注，可考虑一线HDT-AHSCT巩固治疗。

8.灰区淋巴瘤

2016版WHO《淋巴造血组织肿瘤分类》中更名为"B细胞淋巴瘤，介于弥漫大B细胞淋巴瘤及经典霍奇金淋巴瘤之间不能分类"，预后较cHL或PMBL更差。治疗方案暂无共识，一线治疗选择RCHOP或DA-EPOCH-R方案，局限期病灶推荐局部放疗作为巩固治疗。

（二）复发或难治患者

1.复发难治DLBCL的定义

难治是指一线治疗过程中未能获得缓解；复发是指一线治疗结束后达到CR，但此后出现疾病复发进展。

2.治疗

挽救治疗＋自体造血干细胞移植是当前唯一可能获得再次缓解途径，常规挽救化疗只能令患者获得缓解，基本无法治愈，90%以上的患者终将再次复发进展。

3.判断能否接受自体造血干细胞移植（年龄、耐受性、并发症、合并症、经济情况等）

（1）适合自体造血干细胞移植者：挽救化疗2周

期→评效 CR/PR→挽救治疗 1～2 周期，期间完成干细胞采集→自体造血干细胞移植 ± 局部放疗；

（2）不适合自体造血干细胞移植、挽救治疗失败、自体造血干细胞移植后复发者：个体化、姑息性治疗为主，以缓解症状、延长生命为基本原则和目标，可选择下述治疗手段：

① 临床试验；

② 其他与既往方案无交叉耐药的化疗方案；

③ 异基因造血干细胞移植 ± 局部放疗；

④ CAR-T 细胞治疗；

⑤ 姑息性放疗；

⑥ 最佳支持治疗。

（3）骨髓侵犯不是自体造血干细胞移植的禁忌证，如果骨髓能够达到 CR，仍然建议行自体造血干细胞移植。

（4）利妥昔单抗用于复发难治 DLBCL 的注意事项：用于复发难治患者只能提高缓解率，让更多患者有机会接受自体造血干细胞移植，但是不能提高治愈率；利妥昔单抗治疗期间出现疾病进展，或者在治疗结束后半年内出现疾病复发，视为利妥昔单抗耐药（美国 FDA 对利妥昔单抗耐药的定义）。

（5）推荐挽救治疗方案

① 适合自体造血干细胞移植者：DICE±R、GemOx/GDP±R、ICE±R、DHAP±R；

② 不适合自体造血干细胞移植者：苯达莫司汀 ±

R、EPOCH±R、CEOP±R、伊布替尼（non-GCB）、来那度胺±R（non-GCB）、R单药，或上述适合自体造血干细胞移植的方案。

三、中枢预防原则

具有高危因素的弥漫大B细胞淋巴瘤，继发中枢侵犯概率超过10%，需要中枢预防，具体适宜人群及方法详见"原发及继发中枢神经系统淋巴瘤"章节。

【参考文献】

[1] Spina M, Balzarotti M, Uziel L, et al. Modulated chemotherapy according to modified comprehensive geriatric assessment in 100 consecutive elderly patients with diffuse large B-cell lymphoma. Oncologist. 2012, 17(6): 838-846.

[2] Gao Y, Xie Y, Liu L, et al. Efficacy and safety of CDOP regimen with pegylated liposomal doxorubicin ± rituximab in treating diffuse large B-cell lymphoma. Minerva Med. 2019 Jul 17. doi: 10.23736/S0026-4806.19.06236-0. [Epub ahead of print]

[3] Thieblemont C, Tilly H, Gomes da Silva M, et al. Lenalidomide Maintenance Compared With Placebo in Responding Elderly Patients With Diffuse Large B-Cell Lymphoma Treated With First-Line Rituximab Plus Cyclophosphamide, Doxorubicin, Vincristine, and Prednisone. J Clin Oncol. 2017, 35(22): 2473-2481.

[4] Deng L, Xu-Monette ZY, Loghavi S, et al. Primary testicular diffuse large B-cell lymphoma displays distinct clinical and biological features for treatment failure in rituximab era: a report

from the International PTL Consortium. Leukemia. 2016, 30(2): 361-372.

（执笔人：吴梦　刘卫平）

第二节　高级别B细胞淋巴瘤伴myc及bcl2和/或bcl6易位

一、定义

高级别 B 细胞淋巴瘤，如果有 myc 基因重排，还同时伴有 bcl2 基因重排或 bcl6 基因重排，称为"双打击淋巴瘤"。

如果有以上三种基因重排，称为"三打击淋巴瘤"。

二、临床表现

双打击/三打击淋巴瘤常表现为高侵袭性，有结外、骨髓或中枢侵犯，LDH 升高、IPI 高评分，预后较差，目前尚无统一的治疗标准。

三、北京大学肿瘤医院淋巴瘤科治疗原则

（1）局限期且 IPI 0 分患者或年龄≥65 岁：EPOCH×2/HD-MTX×1+R。

（2）其他患者：EPOCH×2/HD-MTX×1+R+AHSCT。

备注：

（1）其中 EPOCH 方案为标准剂量，间隔 14 天，需预防性使用 G-CSF。HD-MTX 为 $3.5g/m^2$，用法参照中枢淋巴瘤中 MTX 的用法，间隔 14 天。第一周期化

疗时需要行腰穿鞘注，如果检查无异常，后续治疗时无需再行腰穿。初始治疗时需要预防肿瘤溶解综合征。所有患者化疗 3 周期评价疗效。

（2）IPI 为 0 分或年龄≥65 岁的局限期患者，交替化疗 6 周期后如果治疗有效（CR+PR），可选择巩固 2 周期 EPOCH，其他患者在完成 6 周期化疗后如果治疗有效（CR+PR）可进入 AHSCT，如果患者拒绝 AHSCT 可继续 2 周期 EPOCH 巩固。若治疗仅能达 SD 或 PD 的患者，预后极差，可考虑参加临床试验。

（执笔人：冷馨　谢彦）

第三节　原发纵隔大B细胞淋巴瘤

一、定义和临床表现

原发纵隔大 B 细胞淋巴瘤（primary mediastinal large B cell lymphoma，PMBL）是一种胸腺 B 细胞来源的侵袭性大 B 细胞淋巴瘤，有其独特的临床病理学特点。

1. 临床特点

PMBL 占所有非霍奇金淋巴瘤的 2%～3%，中位发病年龄 35 岁，男女比例约为 1：2。绝大部分患者以前纵隔肿物为主要表现，60%～70% 的患者肿物超过 10cm，常侵犯邻近组织如肺、胸膜、心包等，也可出现颈部和锁骨上淋巴结受累。初始诊断时约 1/4 出现远处结外侵犯，常见部位包括肾脏、肾上腺、肝脏、中枢神经系统等。

2.病理免疫组化特点

肿瘤组织内常可见明显的纤维分隔现象，有些病例肿瘤细胞核形态类似 cHL 的 R-S 细胞。常表达 B 细胞表面标志物、高表达 CD23 及 PDL1，可辅助与其他常见 DLBCL 鉴别。超过 80% 的患者会表达 CD30，需与 cHL 鉴别。

3.分子遗传学特点

基因表达谱（GEP）研究证实 PMBL 与其他常见 DLBCL 不同，更类似于 CHL。常见 PDL1 和 / 或 PDL2 基因易位，导致 PDL1 和 PDL2 高表达。此外，PMBL 中常存在 NF-kB、JAK-STAT 等通路的持续激活。

二、治疗

1.化疗

（1）目前常用 DA-EPOCH-R 方案，但作为标准一线治疗尚缺乏高级别循证医学证据。

（2）R-CHOP 方案在大多数患者中也取得了较好疗效，但通常需要联合局部放疗。

2.放疗

目前倾向于以治疗后 PET/CT 的 Deauville 评分及残余病灶大小决定是否需行巩固放疗（放疗剂量 30～40Gy）。

3.病灶超出胸腔的患者

初始治疗同前，治疗有效尽快行自体造血干细胞移植。治疗无效处理原则同复发难治患者。

4.复发难治患者

患者出现复发难治的时间一般比较早,通常在治疗过程中或治疗结束后 1.5 年内。复发时患者常有胸腔外的结外侵犯,如肝脏、胰腺、肾脏及中枢神经系统。

(1)复发病灶局限在纵隔且既往未曾放疗,单纯放疗也可能使患者达到治愈。

(2)除局限复发外,复发难治患者应接受二线挽救化疗,选择方案与 DLBCL 相似但有效率低,敏感者后续行 AHSCT,耐药者预后差。

(3)分子学改变可为靶向治疗提供靶点,目前常用包括 PD-1 抗体、CD30 单抗耦联 ADC 药物、CART 细胞及双特异性抗体治疗等为基础的治疗。

5. PET 的意义和解读

PET/CT 阴性预测值较高,而阳性预测值为较低。目前一般认为治疗后 Deauville 评分为 1~3 分者且残余包块长径<2.5cm 者可暂不做放疗,给予观察;Deauville 评分为 4~5 分者给予巩固放疗。

【参考文献】

[1] 邵彬, 宋玉琴, 朱军. 剂量调整的 EPOCH-R 方案治疗原发纵隔大B细胞淋巴瘤. 循证医学. 2014, (2): 85-86.

(执笔人:张晨)

第四章 原发及继发中枢神经系统淋巴瘤

中枢神经系统淋巴瘤分为原发中枢神经系统淋巴瘤（primary central nervous system lymphoma，PCNSL）和继发中枢神经系统淋巴瘤（secondary central nervous system lymphoma，SCNSL）。

一、原发中枢神经系统淋巴瘤

原发中枢神经系统淋巴瘤是指原发于脑、脊髓、眼、脑神经和/或脑膜的淋巴瘤，同时无其它部位侵犯。PCNSL 占所有脑肿瘤的 2%～3%，占 NHL 的 1%。绝大多数 PCNSL 患者的病理类型为弥漫大 B 细胞淋巴瘤（DLBCL），中位发病年龄约为60岁，男性略多于女性。PCNSL 患者中 10%～20% 发生眼内病变，可在诊断时或病程中发生。PCNSL 预后差于其他结外淋巴瘤，复发率高，复发时多数仍为 CNS 复发。

1.临床表现

PCNSL 患者的临床表现与颅内淋巴瘤侵犯部位密切相关。50%～80% 的患者出现局灶性症状，常伴有精神和反应水平的改变。由于颅内压升高，可引起恶心、呕吐和头痛等症状。软脑膜病变可导致头痛和非对称性颅神经功能异常。眼内淋巴瘤表现为视物模糊、视野缺损等。

2.诊断及分期检查

如果头颅 MRI 提示 PCNSL 可能，则需：

（1）对脑病变进行活检，优先推荐立体定向活检，不推荐手术切除活检；

（2）尽量在进行活检病理诊断前避免使用激素，如在活检前使用过激素，则停止激素 7～10 日或病灶再次增大时活检。

病理诊断明确后尽快完成分期检查。分期检查的目的在于了解淋巴瘤 CNS 侵及范围，同时排除继发性中枢神经系统淋巴瘤。分期检查项目包括：

（1）眼裂隙灯检查；

（2）在保证安全的前提下进行 CSF 检查，如果 CSF 检查阳性或出现脊髓受累相关症状，则进行脊柱的 MRI 检查；

（3）全身增强 CT 或 PET-CT 检查，对于年龄＞60 岁的男性，进行睾丸 B 超检查；

（4）血常规与生化及感染筛查，包括 HIV-Ab；

（5）骨髓检查。

3.治疗

（1）治疗原则　诱导化疗 PCNSL 的治疗包括诱导化疗和巩固治疗两个阶段，诱导化疗指以大剂量 MTX 和利妥昔单抗为基础的联合治疗，可联合的化疗药物包括大剂量阿糖胞苷、替莫唑胺、甲基苄肼等；巩固治疗包括全脑放疗（whole brain radiotherapy，WBRT）、自体造血干细胞移植或大剂量化疗。治疗方案的选择主要基于患者的年龄和体力状态。

（2）北京大学肿瘤医院淋巴瘤科治疗流程

① 年轻患者（≤65 岁，无严重基础疾病及 ECOG 好的患者可适当放宽年龄上限）。R-MT28 方案诱导化疗 3 周期后行自体造血干细胞移植巩固。R-MT28 方案：利妥昔单抗 375mg/m^2，d1，d15；甲氨蝶呤 3.5g/m^2，d2，d16；替莫唑胺 100mg/m^2，d2～d6；每 28 天重复。2 周期化疗后评效达 CR/PR 者，在 3 周期化疗后行外周血造血干细胞采集，序贯自体造血干细胞移植（预处理方案建议含塞替哌的方案，如卡莫司汀联合塞替哌）；2 周期化疗后 SD/PD 者行挽救治疗。

② 老年患者（>65 岁）。R-MT21 诱导化疗 6 周期后 ±WBRT。老年患者采用 R-MT21 方案：利妥昔单抗 375mg/m^2，d1；甲氨蝶呤 1.0～3.5g/m^2，d2；替莫唑胺 100mg/m^2，d2～d6；每 21 天重复。对于不能耐受化疗的老年患者，可选择利妥昔单抗联合 BTK 抑制剂或来那度胺。

③ 对于不能接受巩固治疗，或诱导治疗后仅达 PR 的患者可选择维持治疗，具体药物及维持治疗时间目前尚无共识。

（3）腰穿鞘注：所有患者治疗前行腰穿脑脊液检查及鞘内注药，脑脊液细胞学阴性者后续不再行腰穿鞘注，脑脊液细胞学阳性者在评效时行腰穿脑脊液检查及鞘内注药，直至脑脊液细胞学阴性。

（4）挽救治疗：1年之后复发的患者可再次应用大剂量 MTX；其它可选择的化疗药物包括塞替哌、培美曲塞、阿糖胞苷、甲基卞肼、多柔比星脂质体、异环磷酰胺、依托泊苷等；靶向药物包括 BTK 抑制剂、来那度胺等；既往未放疗的患者可行 WBRT。

4. 疗效评价

PCNSL 的疗效评价采用 IPCG 评效标准，具体见附录。

二、继发中枢神经系统淋巴瘤

继发中枢神经系统淋巴瘤是指系统性淋巴瘤侵犯中枢神经系统，多数发生于疾病复发进展时，少数发生于淋巴瘤诊断时，总体预后差。发生率主要与淋巴瘤病理类型的侵袭性有关，SCNSL 重在预防，根据不同的 CNS 侵犯风险，临床处理策略不同。

1. 诊断

建议尽量获取病理学证据，包括脑脊液细胞学阳性或脑实质病灶活检病理阳性。但病理并不是诊断的必要条件，典型 CNS 相关症状及影像学异常也可诊断继发 CNS 淋巴瘤。

2. 预防

（1）高度继发中枢神经系统侵犯风险的疾病

淋巴母细胞淋巴瘤和伯基特淋巴瘤，继发中枢侵及的发生率分别高达 30% 和 15%，在治疗前常规进行腰穿及脑脊液细胞学检查[1]，有条件建议行脑脊液流式细胞学检测，对于诊断时怀疑 CNS 受累的患者，也可行头颅和或脊髓 MRI 检查。治疗需包含中枢预防，包括 HD-MTX、HD-Ara-C，以及鞘注化疗，具体用法随化疗方案而定。

（2）中度继发中枢神经系统侵犯风险的疾病

① 弥漫大 B 细胞淋巴瘤：弥漫大 B 细胞淋巴瘤继发中枢神经系统侵犯的风险约为 5%，但高危患者中枢侵犯风险超过 10%，高危患者推荐以 4～8 次腰穿 + 鞘注或 2 次 HD-MTX 作为中枢预防，高危因素如下：

a. IPI 评分 + 肾 / 肾上腺受侵（6 项），具备 ≥4 项为高危；

b. 侵及特殊部位：睾丸、肾、肾上腺、乳腺；

c. 特殊病理亚型：高级别 B 细胞淋巴瘤，伴 myc 及 bcl-2 和 / 或 bcl-6 基因重排（三打击、双打击）；高级别 B 细胞淋巴瘤，非特指型；

d. 特殊疾病状态：HIV 相关淋巴瘤；

e. 有争议的高危因素：子宫（不包括卵巢）受累、原发皮肤 DLBCL，DLBCL 腿型患者行 CNS 预防证据尚不充分；另外，鼻窦、椎体等在解剖上临近 CNS 的部位受累，在早期研究中提示和 CNS 风险相关，但在利妥昔单抗时代两者的相关性减低，这些部位受累的患者，除明确已经存在 CNS 受累外，NCCN 指南并未推荐必须行 CNS 预防。

② 其他侵袭性淋巴瘤 CNS 预防

a. 套细胞淋巴瘤（MCL）：母细胞变异型、Ki67 指数≥30% 是 CNS 侵犯的高危因素。NCCN 指南中指出，母细胞变异型 MCL 需要腰穿检查及 CNS 预防。但具体 CNS 预防措施尚需进一步探索，可参考 DLBCL 的中枢预防策略。

b. 外周 T 细胞淋巴瘤：按照 NCCN 指南，成人 T 细胞白血病 / 淋巴瘤（ATLL）的 CNS 侵犯风险高达 10%，因此推荐 ATLL 或起病时伴神经系统症状的患者进行 CNS 相关检查，包括头颅 MRI 或 CT，和 / 或腰穿脑脊液检查，同时进行 IT 作为 CNS 预防。

除 ATLL 外，PTCL 患者 CNS 侵犯发生率为 2%～6%。一般认为 ALK 阳性的 ALCL 和结外受累部位 >1 可能是 PTCL 患者 CNS 侵犯的高危因素。但由于 PTCL 患者 CNS 侵犯常发生于疾病后期阶段，CNS 侵犯并未显著影响这些患者复发后的生存，而且无 CNS 预防有效的证据，因此对于绝大多数 PTCL 患者，不建议行 CNS 预防。ENKTCL 好发于鼻咽部，虽然鼻咽部和颅底在解剖上接近，但早期患者 CNS 发生风险低，并非必须行 CNS 预防。

③ 低度继发中枢神经系统侵犯风险的疾病：霍奇金淋巴瘤和惰性淋巴瘤继发中枢侵及的概率分别低于 0.5% 和 1%，因此任何指南均不推荐常规行预防性腰穿和鞘注。

3. 治疗

继发 CNS 侵犯患者的治疗主要参考 PCNSL 的治疗，包括以 HD-MTX 为主的全身化疗、造血干细胞移植以及新的靶向药物。如在 CNS 复发的同时，伴发 CNS 外系统复发，还需兼顾 CNS 外疾病的治疗。

【参考文献】

[1] Zheng W, Song Y, Xie Y, et al. Cerebrospinal fluid proteins identification facilitates the differential diagnosis of central nervous system diffuse large B cell lymphoma. J Cancer. 2017, 8(17): 3631-3640.

[2] Deng L, Song Y, Zhu J, et al. Secondary central nervous system involvement in 599 patients with diffuse large B-cell lymphoma: are there any changes in the rituximab era? Int J Hematol. 2013;98(6): 664-671.

（执笔人：梅迪　邓丽娟）

第五章　伯基特淋巴瘤

一、诊断和鉴别诊断

1. 临床诊断

伯基特淋巴瘤（Burkitt lymphoma）是一种来源于滤泡中心 B 细胞的高度恶性淋巴瘤，临床上有地区性、散发性和免疫缺陷相关性三种亚型。常见于儿童与青年，男性多于女性。肿瘤常发生于颌骨、颅面骨、腹腔器官和中枢神经系统等，也可波及其他脏器，包括胃、肠、腹膜、肝、脾、淋巴结等。EB 病毒的潜伏感染与非洲地区性的伯基特淋巴瘤有密切关系。

2.病理诊断

典型伯基特淋巴瘤的瘤细胞大小和形态一致，一般为中等大小圆细胞，核仁明显，核分裂象多见。由于瘤细胞迅速死亡，被成熟的巨细胞吞噬，这些含有吞噬碎片和包涵体样颗粒的巨细胞淡染，均匀地散布于瘤细胞之间呈现所谓的"满天星"图像，是本病的组织学特点。免疫组化 B 细胞标志如 CD19、CD20 阳性，同时表达 CD10，不表达 Bcl-2，Ki-67 接近 100% 表达，FISH 检测 myc 阳性。

二、临床分期

分期通常采用 Lugano 分期标准，参见附录。

分期检查：颈、胸、腹、盆 CT；如果有条件，推荐使用 PET-CT（伯基特淋巴瘤一旦诊断需要尽快治疗，不可因为分期检查而延误治疗）；骨穿涂片＋流式＋活检；腰穿。

三、治疗原则

目前没有标准治疗方案，以高强度全身化疗为主，CHOP 方案不是首选推荐方案。指南推荐强化的化疗方案有 HyperCVAD/MA、DA-EPOCH 和 CODOX-M/IVAC 等。如果 CD20 阳性，可以考虑联合利妥昔单抗治疗。据文献报道，LDH＞3 倍上限、年龄≥40 岁、ECOG≥2、中枢神经系统（CNS）受累均为独立预后不良因素。

四、北京大学肿瘤医院淋巴瘤科正在进行的研究方案

根据有无危险因素和年龄分为高龄、低危和高危组,有任一危险因素即为高危组(危险因素包括:LDH>正常,大包块>7.5cm,分期Ⅱ~Ⅳ期)。

1.治疗原则

(1)无危险因素或年龄≥65岁:EPOCH×2/HD-MTX×1+R;

(2)有危险因素:EPOCH×2/HD-MTX×1+R 序贯AHSCT;

(3)无危险因素或年龄≥65岁组交替化疗6周期后如果治疗有效(CR+PR),可选择巩固2周期EPOCH,有危险因素组在完成6周期化疗后如果治疗有效(CR+PR)可进入AHSCT,不能接受AHSCT者可继续2周期EPOCH巩固。

2.剂量用法

EPOCH 方案为标准剂量,间隔14天,需预防性使用G-CSF;HD-MTX 为 $3.5g/m^2$,用法参照中枢淋巴中 MTX 的用法,间隔14天。每周期化疗时需要同时行腰穿鞘注预防中枢侵犯。由于伯基特淋巴瘤对化疗非常敏感,化疗时需要预防肿瘤溶解综合征。

3.疗效评价

无论有无危险因素,化疗3周期评价疗效。

4.复发难治的伯基特淋巴瘤

首选参加临床试验,如 CART 或双抗等治疗。

【参考文献】

[1] 林宁晶,郑文,张运涛,等.13例伯基特和伯基特样淋巴瘤的临床特点分析.中国肿瘤临床,2010,37(1): 5-8.

[2] Olszewski Adam J, et al. Burkitt Lymphoma International Prognostic Index. J Clin Oncol. 2021 Apr 1;39(10): 1129-1138.

（执笔人：冷馨 谢彦）

第六章 滤泡性淋巴瘤

一、诊断

1.临床诊断

滤泡性淋巴瘤（follicular lymphoma，FL）好发于中老年人，主要侵犯淋巴结，其次为脾脏、骨髓和韦氏环。FL偶尔原发于结外部位，包括皮肤、胃肠道等。

2.病理诊断

参见附录。约85%的FL具有t(14;18)染色体异常。

二、治疗

1.基本治疗原则

（1）FL1～2级为惰性淋巴瘤，治疗原则因临床分期不同而定。

（2）FL3级参照弥漫大B细胞淋巴瘤进行治疗。FL3a级患者在诱导治疗后可考虑利妥昔单抗维持治疗。

（3）由于 FL 属于不可治愈性疾病，绝大多数将多次复发进展，因此任何治疗方案的选择均应以保护患者骨髓功能、保障后续治疗的长期可行性为前提，尽量避免应用对骨髓造血干细胞造成损伤的药物（如氟达拉滨、甲基苄肼）。

2.滤泡性淋巴瘤 1 ~ 2 级的基本治疗原则

（1）Ⅰ～Ⅱ期：以积极治疗为主，患者有望得到长期疾病控制。

① 受累部位放疗（ISRT）（没有大病灶的Ⅰ期或者局限侵犯的Ⅱ期患者推荐）；

② 免疫治疗 ± 化疗；

③ 免疫治疗 ± 化疗 +ISRT；

④ 观察（当化放疗的毒性超过可能的临床获益时，观察也是合适的选择）。

（2）Ⅲ～Ⅳ期：属不可治愈性疾病，需基于治疗指征选择治疗策略。

治疗指征：

① 有适合的临床试验；

② 有任何不适症状，影响正常工作生活；

③ 终末器官功能受损；

④ 淋巴瘤侵及骨髓继发的血细胞减少症；

⑤ 巨块型病变（参照 GELF 标准）；

⑥ 病情持续进展。

GELF 高瘤负荷标准（符合其中一项即可视为肿瘤负荷较高，该标准在较大程度上与治疗指征一致）：

① 受累淋巴结区 ≥3 个，直径 ≥3cm；

② 任何淋巴结或者结外瘤块直径 ≥7cm；

③ B 症状；

④ 脾大；

⑤ 胸腹腔积液；

⑥ 白细胞 <$1.0×10^9$/L，和 / 或血小板 <$100×10^9$/L；

⑦ 白血病（恶性细胞 >$5.0×10^9$/L）。

3. 一线治疗方案

（1）R/G-CHOP、R/G-CVP、苯达莫司汀 + 利妥昔单抗 / 奥妥珠单抗、R^2 方案、利妥昔单抗（375mg/m^2，每周 1 次，连用 4 次，适用于低肿瘤负荷）。

（2）老年或体弱患者：利妥昔单抗、烷化剂单药（如苯丁酸氮芥或环磷酰胺）± 利妥昔单抗。

（3）一线维持治疗

① 初诊时表现为高肿瘤负荷或 FLIPI 中高危的患者，可选择利妥昔单抗维持治疗：375mg/m^2，每 8～12 周 1 次，持续 2 年；或选择奥妥珠单抗维持治疗：1000mg，每 8 周 1 次，共 12 次。

② 低肿瘤负荷或者 FLIPI 低危的患者，不建议利妥昔单抗维持治疗。

4. 复发难治患者

（1）再次活检病理：疾病复发进展时应再次行病理活检以除外大细胞转化，特别是有如下表现时：

① 乳酸脱氢酶进行性升高；

② 淋巴结迅速增大；

③ 出现结外病变；

④ B 症状或者 PET/CT 发现明显异质性或高 FDG 摄取部位。

（2）治疗

① 免疫化疗（在一线治疗方案中选择，注意蒽环类药物总剂量）、来那度胺 + 利妥昔单抗、PI3K 抑制剂、临床试验等。

② 参照弥漫大 B 细胞淋巴瘤的二线治疗方案。

③ 二线维持治疗：可选择利妥昔单抗维持治疗，$375mg/m^2$，每 12 周 1 次，持续 2 年；对利妥昔单抗疗效不佳者，可选择奥妥珠单抗维持治疗。

④ 挽救治疗敏感高危复发滤泡性淋巴瘤可考虑大剂量化疗联合自体造血干细胞移植。高危因素包括首次缓解后 24 个月内复发进展（POD24）、多次复发、伴有大细胞转化。

5.组织学转化为弥漫大 B 细胞淋巴瘤（注意 FISH 检测，排除双打击弥漫大 B 细胞淋巴瘤）

（1）既往多次治疗的患者：临床试验、CAR-T 细胞治疗、化疗 ± 利妥昔单抗 ±ISRT、ISRT、最佳支持治疗。缓解后尽早考虑大剂量化疗联合自体造血干细胞移植；异基因造血干细胞移植主要限于自体造血干细胞移植后复发的患者。

（2）既往治疗少或未治疗的患者：含蒽环类药物的联合化疗 + 利妥昔单抗 ±ISRT（如果局灶转化，考虑联合 RT）或参照弥漫大 B 细胞淋巴瘤的二线治疗方案。

【参考文献】

[1] 应志涛, 冯海英, 米岚, 等. 52例初治高级别及转化滤泡淋巴瘤患者临床特征及预后分析. 中华血液学杂志. 2018, 39(9): 745-750.

（执笔人：胡少轩　涂梅峰）

第七章　边缘区淋巴瘤

边缘区淋巴瘤（marginal zone lymphoma，MZL）是起源于记忆 B 细胞的一组淋巴瘤，MZL 在成人非霍奇金淋巴瘤中约占 8%。

一、诊断

1. 临床特点

MZL 属于惰性淋巴瘤的一种，病程发展缓慢，可长期生存，部分病例在疾病发展过程中可发生大 B 细胞转化。

MZL 按照原发病变部位不同分三种亚型：

（1）结外边缘区淋巴瘤（extranodal marginal zone lymphoma，EMZL）：又称为黏膜相关淋巴组织淋巴瘤（extranodal marginal zone lymphoma of mucosa-associated lymphoid tissue，MALT lymphoma），是 MZL 常见类型，占 MZL 的 70%。MALT 淋巴瘤根据部位分为胃 MALT 淋巴瘤和非胃 MALT 淋巴瘤两大类，其中胃原发最为常见，胃以外的病灶包括肺、乳腺、眼结膜、甲状腺、

皮肤和腮腺等；

（2）脾边缘区淋巴瘤（splenic marginal zone lymphoma, SMZL）：占 MZL 约 20%，临床可见脾脏和 / 或脾门淋巴结受累，多数有骨髓及外周血侵及，无其他淋巴结及结外部位侵及；

（3）结边缘区淋巴瘤（nodal marginal zone lymphoma, NMZL）：发病时没有结外或者脾脏受累的表现。

2. 病理诊断

（1）免疫组化推荐：参见病理诊断套餐，胃肠道 MALT 淋巴瘤需进行内窥镜检查，胃 MALT 淋巴瘤患者需进行幽门螺杆菌（Helicobacter pylori，Hp）检查；

（2）分子细胞生物学检查（选做）：胃 MALT 淋巴瘤伴 Hp 阳性者，建议 PCR 或 FISH 检测 t(11;18)；伴有浆细胞分化者建议检测 MYD88 突变，以鉴别华氏巨球蛋白血症 / 淋巴浆细胞淋巴瘤。

3. 分期检查

增强 CT，PET-CT 对于病变局限可能选择放疗的患者可能更为合适。

二、临床分期

NMZL 和 SMZL 采用 Lugano 2014 版分期标准。胃肠道 MALT 淋巴瘤，分期参照胃肠道淋巴瘤 Lugano 分期标准（具体见附录）。

三、预后因素

常用的预后模型包括 IPI 评分和 MALT-IPI 评分，

具体见附录。

四、治疗

绝大部分 MZL 不可治愈，治疗需要根据患者的临床表现、病理学特征进行综合判断。

1.单纯抗感染治疗

存在治疗指征的 HCV 阳性的 SMZL 患者需要给予抗丙肝病毒治疗。

抗 Hp 治疗主要用于Ⅰ～Ⅱ1 期、Hp 阳性的胃 MALT 淋巴瘤；如存在 t(11;18)，在抗 HP 治疗基础上需联合局部放疗。Hp 阳性且存在黏膜下层或区域淋巴结侵犯的患者，抗 Hp 治疗反应可能较差；胃镜下有深大溃疡或出血，或胃壁明显增厚、胃周淋巴结明显肿大者，不建议单纯抗 HP 治疗。

抗 Hp 采用四联治疗（质子泵抑制剂＋胶体铋剂＋阿莫西林＋克拉霉素）共 2 周，此后 3 个月复查胃镜，并再取病理活检及 HP 检测。

2.局部放疗

局限期 NMZL（病变连续，且病变最大径＜7cm）、结外 MALT 淋巴瘤、Hp 阴性的胃 MALT 淋巴瘤、抗 Hp 治疗失败的局限期胃 MALT 淋巴瘤患者，病变仅位于双侧眼睑的 MALT 淋巴瘤患者可以选择局部放疗。

3.手术治疗

Ⅰ～Ⅱ期 MALT 淋巴瘤，如果取病理时或者因处理急症将病变全部切除后，且切缘阴性的情况下，可以暂时不考虑其他治疗。

SMZL 存在脾肿大，伴有血细胞减少表现，对利妥昔单抗治疗效果不佳，可以考虑进行脾脏切除。

4. 观察等待

无症状、肿瘤负荷小，疾病发展缓慢，无终末器官受累，无治疗意愿的进展期 MZL 患者；病灶完整切除的局限期患者可以暂时不治疗，定期复查。

5. 全身治疗

（1）适用人群

① 不适合进行抗感染治疗（抗 HCV，抗 HP 治疗）及放疗的局限期 MZL 患者，以及具有治疗指征的进展期 MZL 的治疗原则及方案参照滤泡性淋巴瘤。

② 进展期 MZL 的治疗指征：适合参加临床试验；具有肿瘤相关症状；终末脏器功能损伤；淋巴瘤继发血细胞减少；胃肠道 MALT 淋巴瘤存在消化道出血；大肿块；肿瘤快速进展。

（2）个体化治疗：年轻、体健、肿瘤负荷高、期望迅速消减肿瘤负荷的患者，可选择较强治疗方案；年老、体弱、肿瘤负荷小的患者，可选择能够耐受的较温和治疗方案。

（3）治疗方案

① 单药利妥昔单抗，R-CVP，R-CHOP，BR，R^2，苯丁酸氮芥 ±R，环磷酰胺 ±R。

② 维持治疗：利妥昔单抗 $375mg/m^2$，每 8～12 周 1 次，维持 2 年。建议可以参照 FL1～3a 级患者维持治

疗标准。

6.合并或者转化为弥漫大B细胞淋巴瘤患者

参照弥漫大 B 细胞淋巴瘤的治疗原则。

7.复发难治MZL

MZL 属于惰性淋巴瘤，在病程中有可能转化为侵袭性淋巴瘤，因此对复发患者，每次均应尽可能重新进行病灶活检，尤其是新发或进展较快的病灶，结合临床特点，明确是否有大细胞转化的可能性。

如 MZL 患者复发，不存在病理学转化、肿瘤负荷小、无症状且无治疗意愿的患者仍可以考虑观察随访。需要进行治疗的患者，治疗原则同滤泡性淋巴瘤 1～2级，除了和既往化疗无交叉耐药的方案以外，还可以选择 BTK 抑制剂、PI3K 抑制剂、来那度胺、CAR-T 细胞治疗等。

【参考文献】

[1] 平凌燕，宋玉琴，郑文，等. 99例原发肠道恶性淋巴瘤患者的临床特征、诊治及预后分析. 中华血液学杂志. 2017,38(3): 231-236.

[2] 田乐，张晨，刘卫平，等. 黏膜相关淋巴组织淋巴瘤患者临床特征及预后分析. 中华医学杂志. 2014,94(10): 759-762.

[3] 刘卫平，郑文，王小沛，等. 转化型淋巴瘤14例临床特点. 中华内科杂志. 2011, 50(4): 334-336.

（执笔人：何天珩　平凌燕）

<table>
<tr><td>第八章</td><td>慢性淋巴细胞白血病/
小淋巴细胞淋巴瘤</td></tr>
</table>

慢性淋巴细胞白血病/小淋巴细胞淋巴瘤（chronic lymphocytic leukemia/small lymphocytic lymphoma, CLL/SLL）是一种疾病。CLL 和 SLL 细胞形态学、免疫表型和细胞遗传学变化相似，两者的肿瘤细胞均来源于表达 CD5 的"记忆"B 细胞，只是累及的主要组织器官不同（CLL 主要累及骨髓，SLL 主要累及淋巴结）。

一、诊断

1.临床表现

与其他惰性淋巴瘤类似，起病一般比较缓慢，多数发病时无特异症状。如侵犯到血液和骨髓，可表现为白细胞增高并且以成熟淋巴细胞为主，贫血及血小板水平低下；部分可合并自身免疫性溶血性贫血、血清单克隆免疫球蛋白异常增高等自身免疫功能异常。

2.诊断标准

参照《中国 CLL/SLL 的诊断与治疗指南（2018 年版）》。

（1）CLL 诊断标准

外周血单克隆 B 淋巴细胞（CD19+ 细胞）计数 ≥ $5×10^9$/L 且 ≥3 个月；B 淋巴细胞 <$5×10^9$/L，存在 CLL 细胞骨髓浸润所致的血细胞减少，也可诊断 CLL；外

周血淋巴细胞中幼淋巴细胞<55%；典型的免疫表型；流式细胞学确认 B 细胞的克隆性，即 B 细胞表面限制性表达 κ 或 λ 轻链（κ：λ>3：1 或 <0.3：1）或>25%的 B 细胞 sIg 不表达。

（2）SLL 诊断标准

淋巴结和（或）脾、肝肿大；病理学证实为小 B 细胞来源非霍奇金淋巴瘤，免疫组化和 CLL 相同（CD5+，CD19+，CyclinD1-，CD23+）；外周血 B 淋巴细胞<5×10^9/L，且无骨髓侵犯所致的血细胞减少。

3.检查

除了常规影像学、实验室检查以外，有条件者建议进行以下检查，有助于 CLL 的诊断、预后分层和治疗。

（1）FISH 检测：t(11;14)，t(11q;v)，del(11q)，+12，del(13q)，del(17p)；

（2）免疫球蛋白重链可变区（immunoglobulin heavy chain variable region，IGHV）突变状态；

（3）常规染色体核型分析（CpG 刺激）；

（4）TP53 测序。

二、治疗

1.首先判断有无治疗指征

（1）适合参加临床试验；

（2）巨脾（如左肋缘下>6cm）或进行性或有症状的脾肿大；

（3）巨块型淋巴结肿大（如最长直径>10cm）或

进行性或有症状的淋巴结肿大；

（4）至少存在下列一种疾病相关症状：B症状或严重疲乏；

（5）自身免疫性溶血性贫血（autoimmune hemolytic anemia，AIHA）和（或）免疫性血小板减少症（immune thrombocytopenia，ITP）对皮质类固醇或其他标准治疗反应不佳；

（6）有症状的结外器官侵犯，或终末器官侵犯；

（7）进行性骨髓衰竭的证据：表现为血红蛋白和（或）血小板进行性减少；

（8）进行性淋巴细胞增多，如2个月内淋巴细胞增多＞50%，或淋巴细胞倍增时间（lymphocyte doubling time，LDT）＜6个月。当初始淋巴细胞＜$30×10^9$/L，不能单凭LDT作为治疗指征；

（9）外周血淋巴细胞计数＞$200×10^9$/L，或存在白细胞淤滞症状。

符合上述任何一项即可以开始治疗。暂时无治疗指征的患者，每3~6个月随访。随访内容包括临床症状、实验室检查、影像学检查等。

2.治疗（限于国内已上市药物）

（1）SLL/局灶病变（Ann Arbor分期Ⅰ期）：有指征可行局部区域放疗，随后定期复查；

（2）Rai分期Ⅲ~Ⅳ期的CLL需要进行治疗；Rai分期0~Ⅱ期的CLL、Ann Arbor分期Ⅱ~Ⅳ期的SLL则首先明确有无治疗指征，具有治疗指征的患者可选择下述治疗：

① 不伴有 17p-/TP53 突变患者的一线治疗。

a. 年龄<65 岁、身体状态良好的患者：氟达拉滨 + 环磷酰胺 + 利妥昔单抗（特别适合 IGHV 突变型患者）、伊布替尼、泽布替尼、苯达莫司汀 + 利妥昔单抗；

b. 年龄≥65 岁或伴有严重合并症的患者：伊布替尼、泽布替尼、苯达莫司汀 + 利妥昔单抗（适合 IGHV 突变型患者）、维奈托克 + 利妥昔单抗 / 奥妥珠单抗。

② 伴有 17p-/TP53 突变患者的一线治疗：这部分患者很可能对初始化学免疫治疗无反应或达到缓解后很快复发。在临床试验以外，首选靶向药物，如伊布替尼、泽布替尼、维奈托克 + 利妥昔单抗 / 奥妥珠单抗。

备注：SLL 一线治疗目前缺少充分的循证医学证据，除上述方案外，也可选择 R-CVP 或 R-CHOP 方案。

③ 复发难治患者的治疗可选择伊布替尼、泽布替尼、奥布替尼、维奈托克 ± 利妥昔单抗、来那度胺 ± 利妥昔单抗、苯达莫司汀 ± 利妥昔单抗、氟达拉滨 ± 环磷酰胺 ± 利妥昔单抗等。治疗后有较长缓解时间的患者，复发后可重复一线方案。对于使用 FCR 或类似方案患者，3 年为较长的缓解时间，而对于使用苯丁酸氮芥的患者，18～24 个月为较长的缓解时间。

（3）Richter 综合征：指 CLL/SLL 转化为侵袭性淋巴瘤，绝大多数 Richter 综合征是转化为弥漫大 B 细胞淋巴瘤，病理亚型为活化 B 细胞型，临床称为经典型 Richter 综合征；有少部分向霍奇金淋巴瘤转化，被称为变异型 Richter 综合征。Richter 综合征的处理同侵袭性淋巴瘤。

3. 造血干细胞移植治疗

在慢性淋巴细胞白血病中主要应用的是异基因造血干细胞移植，主要适应证为：

（1）一线治疗难治或持续缓解<2~3 年的复发患者或伴 del（17p）/TP53 基因突变 CLL 患者；

（2）Richter 综合征。

4. 维持治疗

（1）利妥昔单抗维持治疗并不作为一线推荐。

（2）对于某些高危患者可以在免疫化疗后选择来那度胺维持治疗，包括：

① 一线治疗后微小残留病灶（minimal residual disease，MRD）$\geqslant 10^{-2}$；

② $10^{-4} \leqslant$ MRD $< 10^{-2}$ 同时不存在 IGHV 突变。

（3）复发难治患者免疫化疗后达到完全缓解或者部分缓解可以选择来那度胺维持治疗。

三、预后

目前推荐使用 CLL 国际预后指数（CLL-IPI）进行综合预后评估（见附录）。

【参考文献】

[1] Sun Y, Ding N, Song Y, et al. Degradation of Bruton's tyrosine kinase mutants by PROTACs for potential treatment of ibrutinib-

resistant non-Hodgkin lymphomas. Leukemia. 2019, 33(8): 2105-2110.

[2] Ping L, Ding N, Shi Y, et al. The Bruton's tyrosine kinase inhibitor ibrutinib exerts immunomodulatory effects through regulation of tumor-infiltrating macrophages. Oncotarget. 2017, 8(24): 39218-39229.

[3] Ding N, Li X, Shi Y, et al. Irreversible dual inhibitory mode: the novel Btk inhibitor PLS-123 demonstrates promising anti-tumor activity in human B-cell lymphoma. Oncotarget. 2015, 6(17): 15122-15136.

（执笔人：胡少轩 冯非儿）

第九章 套细胞淋巴瘤

一、诊断

1. 临床诊断

套细胞淋巴瘤（mantle cell lymphoma，MCL）好发于中老年男性，中位发病年龄 60～65 岁，多为Ⅲ～Ⅳ期，淋巴结起病常见，大多同时存在骨髓侵犯，胃肠道是最常见的结外受累器官。

2. 病理诊断

MCL 分为白血病样非淋巴结性 MCL、经典型 MCL（其中母细胞型 MCL 是超高危 MCL）以及原位 MCL（可呈播散性，很少出现进展，为临床低风险）。CD5 及 CyclinD1 是诊断的特异性免疫组化标记，经典

MCL 通常 SOX-11 阳性。

3. 分期检查

淋巴瘤常规检查，PET-CT 或者颈胸腹盆 CT 均可，骨髓需要完成涂片 + 流式 + 活检，可疑消化道侵犯的需要进行内窥镜检查。对于母细胞型 MCL 患者或者存在可疑中枢侵犯的患者需要进行腰椎穿刺 + 脑脊液检查。

二、预后

很多生物学和临床特征对 MCL 具有预后作用，其中最重要的是 MCL 国际预后指数（mantle cell lymphoma international prognostic index，MIPI）和肿瘤细胞增殖指数 Ki-67。MIPI 评分包括年龄、ECOG 评分、白细胞、乳酸脱氢酶，根据总分不同分为低危、中危、高危。MIPI-c 评分将 MIPI 及 Ki-67 结合，把 MCL 患者分为 4 个风险组（具体见附录）。除此之外，Tp53 突变、母细胞型 MCL 也属于 MCL 预后不良因素。

三、治疗

1. 观察等待

白血病样非淋巴结性 MCL，在肿瘤负荷小、无症状、存在 IGHV 重排、Ki-67+ < 10% 以及 SOX-11 阴性这些条件都满足的情况下时可先进行观察随访。

2. 化疗、靶向治疗、放疗

（1）Ⅰ期患者或Ⅱ期不伴有大包块，可考虑化疗联合局部放疗或者单纯局部放疗。

（2）Ⅱ期伴有大包块或Ⅲ～Ⅳ期

① 年龄小于65岁且身体状况好的患者：应给予强化疗方案，建议包含有大剂量阿糖胞苷，例如R-hyper CVAD/MA、R-CHOP/DHAP、R-CHOP/hyper-Ara-C（2周期CHOP和1周期hyper-Ara-C交替），一线诱导达到CR/PR者行自体造血干细胞移植进行巩固治疗。移植后的患者可行利妥昔单抗维持治疗。或者有合适的临床研究也可推荐患者入组。

备注：hyper-Ara-C标准方案的剂量为$3g/m^2$ Q12h（d1-2）；但是Ara-C的骨髓抑制毒性较重，各中心酌情进行剂量的选择，比如阿糖胞苷$1g/m^2$ Q12h（d1～d2）。

② 大于65岁的年老患者或身体状况弱，无法进行自体干细胞移植的患者：可以选择BR、R-CHOP、VR-CAP、R^2方案或者入组临床研究。R-CHOP方案后达到CR/PR的患者可以考虑进行利妥昔单抗维持治疗。

③ 母细胞型MCL常伴有TP53突变，目前并无标准一线治疗推荐，对于年轻体力状况好的患者也是推荐强诱导治疗后进行自体干细胞移植巩固。治疗期间需要进行中枢预防。

（3）复发难治患者：推荐Btk抑制剂和R^2方案，化疗请选择与一线治疗无交叉耐药的治疗方案，如吉西他滨、苯达莫司汀、硼替佐米等为基础的化疗方案；Bcl-2制剂，Btk抑制剂、来那度胺或者Btk抑制剂联合Bcl-2抑制剂也可以作为治疗选择；一线治疗未进行自体造血干细胞移植的患者挽救治疗后仍然可考虑选择造血干细胞移植治疗。

【参考文献】

[1] Robak T, Huang H, Jin J, et al. Bortezomib-based therapy for newly diagnosed mantle-cell lymphoma. N Engl J Med. 2015, 372(10): 944-953.

[2] Shi C, Li X, Wang X, et al. The proto-oncogene Mer tyrosine kinase is a novel therapeutic target in mantle cell lymphoma. J Hematol Oncol. 2018, 11(1): 43.

[3] Li J, Wang X, Xie Y, et al. The mTOR kinase inhibitor everolimus synergistically enhances the anti-tumor effect of the Bruton's tyrosine kinase (BTK) inhibitor PLS-123 on Mantle cell lymphoma. Int J Cancer. 2018, 142(1): 202-213.

[4] 平凌燕, 郑文, 王小沛, 等. 98例套细胞淋巴瘤临床特点及预后分析. 中国肿瘤临床, 2014, 19: 1234-1238.

[5] Ying ZT, Zheng W, Wang XP, et al. The clinical features, therapeutic responses, and prognosis of the patients with mantle cell lymphoma. Chin J Cancer. 2012, 31(7): 348-353.

[6] Wang M, Munoz J, Goy A, et al. KTE-X19 CART-cell therapy in relapsed or refractory mantle-cell lymphoma N Engl J Med 2020, 382(14): 1331-1342.

（执笔人：何天珩 平凌燕）

第十章 结外NK/T细胞淋巴瘤

一、诊断

1.临床表现

结外 NK/T 细胞淋巴瘤（extranodal natural killer/T-cell

lymphoma，ENKTL）中位发病年龄 40～50 岁，男性好发。主要原发于结外部位，临床上以好发于面部中线伴有毁损性病变为特点，>80% 病例原发于上呼吸消化道，临床常以鼻塞、鼻衄为首发症状。

根据原发部位可分为两种亚型，上呼吸消化道 NK/T 细胞淋巴瘤（upperaerodigestive tract extranodal natural killer/T-cell lymphoma，UAT-ENKTCL）指原发于上呼吸消化道的 NK/T 细胞淋巴瘤，如鼻腔、鼻咽、鼻旁窦、口咽或喉咽等部位；非上呼吸消化道 NK/T 细胞淋巴瘤（non-upperaerodigestive tract extranodal natural killer/T-cell lymphoma，NUAT-ENKTCL）指原发于上呼吸消化道以外者，如皮肤、睾丸、胃肠道、软组织和脾脏等。

2.活检注意事项

由于本病常发生大片坏死、继发感染及肉芽组织增生，因此取材时建议采用"咬切法"，避免挤压，活检标本应包含病变的边缘，必要时应反复多次活检。

二、治疗

1.治疗原则

（1）局限期 UAT-ENKTCL：主要采用化放疗的综合治疗（三明治样、序贯或同步化放疗，扩大受累野照射 50Gy 的根治剂量），最佳化疗方案尚待确定。

（2）进展期 UAT-ENKTCL 和 Ⅰ～Ⅳ期 NUAT-ENK-TCL：以化疗为主，联合或不联合放疗，一线治疗缓解后序贯造血干细胞移植巩固治疗。

2.治疗方案

（1）一线化疗推荐含有门冬酰胺酶的方案，如COEP-L，也可采用 AspaMetDex、P-GEMOX 等（由于左旋门冬酰胺酶易发生过敏，目前已经被培门冬酶代替）。

（2）复发难治患者的挽救治疗可考虑 DICE、GE-MOX、GDP、以PD-1单抗为基础的联合治疗等。挽救治疗达到缓解后，可以考虑造血干细胞移植巩固治疗；挽救治疗无效或自体造血干细胞移植后复发的患者可以尝试异基因造血干细胞移植。

3.北京大学肿瘤医院淋巴瘤科的治疗流程及方案

（1）局限期 UAT-ENKTCL：见下图。

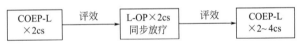

（2）进展期UAT-ENKTCL和Ⅰ～Ⅳ期NUAT-ENKTCL：见下图。

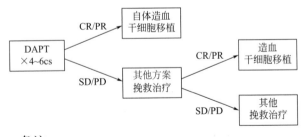

备注：

（1）治疗中每 2 周期进行评效（注意复查鼻咽镜及EBV-DNA），如果 4 周期后达到 CR/PR，且骨髓阴性，第 5 或 6 周期化疗后可以动员采集造血干细胞。

（2）DAPT 方案：地塞米松、阿扎胞苷、培门冬酶、PD1 单抗。

三、化放疗期间注意事项

（1）化放疗期间低脂饮食，忌暴饮暴食，注意预防低血糖及胰腺炎的发生；

（2）每日鼻腔清洗 2～3 次；

（3）定期监测血常规、肝肾功能＋离子＋血糖＋血脂、凝血试验（注意 FIB，如果 FIB＜100mg/dL，及时输注纤维蛋白原；如果 FIB 为 100～150mg/dL，结合临床酌情处理）；

（4）放疗期间同步化疗（L-OP 方案），预计放疗时间 5～6 周。

【参考文献】

[1] Lin N, Ku W, Song Y, et al. Genome-Wide Analysis of Epstein-Barr Virus Isolated from Extranodal NK/T-Cell Lymphoma, Nasal Type. Oncologist. 2019, 24(9): e905-e913.

[2] Hu S, Liu J, Lin N, et al. A prospective phase Ⅱ study of pegaspargase-COEP plus radiotherapy in patients with newly diagnosed extranodal NK/T- cell lymphoma. Hematol Oncol 2019, 37(s2): Abstr 220.

[3] Zheng W, Gao Y, Ke X, et al. PEG-L-CHOP treatment is safe and effective in adult extranodal NK/T-cell lymphoma with a low rate of clinical hypersensitivity. BMC Cancer. 2018, 18(1): 910.

[4] Lin N, Song Y, Zheng W, et al. A prospective phase II study of L-asparaginase- CHOP plus radiation in newly diagnosed

extranodal NK/T-cell lymphoma, nasal type. J Hematol Oncol. 2013, 6: 44.

[5] 林宁晶, 宋玉琴, 郑文, 等. 非上呼吸消化道原发NK/T细胞淋巴瘤患者的临床特征及生存分析. 中华血液学杂志. 2015, 36(1): 29-33.

[6] Yong W, Zheng W, Zhu J, et al. L-asparaginase in the treatment of refractory and relapsed extranodal NK/T-cell lymphoma, nasal type. Ann Hematol. 2009, 88(7): 647-652.

[7] Yong W, Zheng W, Zhu J, et al. Midline NK/T-cell lymphoma nasal-type: treatment outcome, the effect of L-asparaginase based regimen, and prognostic factors. Hematol Oncol. 2006, 24(1): 28-32.

[8] Yong W, Zheng W, Zhang Y, et al. L-asparaginase-based regimen in the treatment of refractory midline nasal/nasal-type T/NK-cell lymphoma. Int J Hematol. 2003, 78(2): 163-167.

[9] Liu W, Yang Y , Qi S,et al. Treatment, Survival, and Prognosis of Advanced-Stage Natural Killer/T -Cell Lymphoma: An Analysis From the China Lymphoma Collaborative Group. Front Oncol. 2021, 10: 583050.

[10] Chen S, Yang Y, Qi S, et al. Validation of nomogram-revised risk index and comparison with other models for extranodal nasal-type NK/T-cell lymphoma in the modern chemotherapy era: indication for prognostication and clinical decision-making. Leukemia. 2021, 35: 130-142.

[11] Qi S, Yang Y, Song Y, et al. First-line non-ANT-based chemotherapy forextranodal nasal-type NK/T-cell lymphoma: A retrospective analysis from the CLCG. Blood Adv. 2020, 4(13): 3141- 3153.

（执笔人：刘卫平　林宁晶）

第十一章　外周T细胞淋巴瘤

一、诊断

外周 T 细胞淋巴瘤（peripheral T-cell lymphoma，PTCL）为一类异质性疾病，包括外周 T 细胞淋巴瘤非特指型（PTCL not otherwise specified，PTCL-NOS）、血管免疫母 T 细胞淋巴瘤（angioimmunoblastic T-cell lymphoma，AITL）、ALK 阳性间变大细胞淋巴瘤（ALK+ anaplastic large-cell lymphoma，ALK+ALCL）、ALK 阴性 ALCL 等。

中年男性多见，诊断时多为Ⅲ～Ⅳ期。约半数患者淋巴结外起病，主要累及鼻腔、鼻窦、韦氏环、皮肤及皮下软组织、肝脾、骨髓及胃肠道等。B 症状多见，偶见噬血细胞综合征。ALK 阳性 ALCL 较其他类型 PTCL 预后好。

二、治疗

1.治疗方案

（1）目前尚无标准一线治疗方案，多数中心选择含蒽环类药物和 / 或依托泊苷的化疗方案，包括 CHOPE、CHOP 等。耐受性好的患者，建议 CHOPE 方案（北京大学肿瘤医院淋巴瘤科研究发现 CHOPE 方案优于 CHOP 方案，而且适用于包括 ALK 阳性 ALCL 在内的多种病理类型)。

（2）目前至少有 2 个前瞻性研究否定了吉西他滨在 PTCL 一线治疗中的价值，认为其并不优于 CHOP(E) 方案。

（3）靶向 CD30 的 ADC 类药物维布妥昔单抗（Bretuximab Vedotin，BV）联合 CHP 可用于治疗系统性 ALCL（sALCL）。

（4） I 期患者在治疗结束后可行局部放疗；化疗疗效不佳的残留病灶也可考虑局部放疗。

2.巩固治疗

（1）尽管有部分争议，但是多数研究支持一线自体造血干细胞移植的价值。北京大学肿瘤医院淋巴瘤科推荐高危 PTCL 一线进行自体造血干细胞移植巩固治疗（见"自体造血干细胞移植"章节）。

（2）骨髓侵犯或者骨髓起病为主的病理类型，如果治疗后不能早期达到骨髓缓解，建议异基因造血干细胞移植。

3.复发难治患者的挽救治疗

DICE、GDP、GEMOX、西达本胺、克唑替尼（ALK+ALCL）、维布妥昔单抗（sALCL）、普拉曲沙、来那度胺、硼替佐米、苯达莫司汀等。治疗有效后仍建议大剂量化疗联合自体或异基因造血干细胞移植。

【参考文献】

[1]　Yoon SE, Song Y, Kim SJ, et al. Comprehensive analysis of

peripheral T-cell and natural killer/T-cell lymphoma in Asian patients: A multinational, multicenter, prospective registry study in Asia. Lancet Reg Health West Pac. 2021, Mar 22;10: 100126.

[2] Liu X, Yang M, Wu M, et al. A retrospective study of the CHOP, CHOPE, and CHOPE/G regimens as the first-line treatment of peripheral T-cell lymphomas. Cancer Chemother Pharmacol. 2019, 83(3): 443-449.

[3] Liu Y, Wang X, Deng L, et al. ITK inhibition induced in vitro and in vivo anti-tumor activity through downregulating TCR signaling pathway in malignant T cell lymphoma. Cancer Cell Int. 2019, 19: 32.

[4] Hong X, Song Y, Huang H, et al. Pralatrexate in chinese patients with relapsed or refractory peripheral T-cell lymphoma: a Single-arm, multicenter study. Target Oncol. 2019, 14(2): 149-158.

[5] Wu M, Wang X, Xie Y, et al. Outcome and prospective factor analysis of high-dose therapy combined with autologous peripheral blood stem cell transplantation in patients with peripheral T-cell lymphomas. Int J Med Sci. 2018, 15(9): 867-874.

[6] 张晨, 王小沛, 郑文, 等. 血管免疫母细胞性T细胞淋巴瘤42例临床分析. 中华医学杂志. 2013, 93(46): 3671-3674.

[7] 郑文, 应志涛, 邓丽娟, 等. 重组抗CD52单克隆抗体治疗复发难治慢性淋巴细胞白血病和外周T细胞淋巴瘤的 I 期临床研究. 中国新药杂志. 2012, 21(17): 2041-2046.

[8] Song Y, Guo Y, Huang H, et al. Phase II single-arm study of brentuximab vedotin in Chinese patients with relapsed/refractory classical Hodgkin lymphoma or systemic anaplastic large cell lymphoma. Expert Rev Hematol. 2021, 14(9): 867-875.

（执笔人：杜婷婷　应志涛）

第十二章 原发皮肤T细胞淋巴瘤

原发皮肤 T 细胞淋巴瘤（primary cutaneous T cell lymphoma，PCTCL）是一组发生于皮肤的 T 细胞或自然杀伤细胞非霍奇金淋巴瘤。在 2018 年世界卫生组织（world health organization，WHO）与欧洲癌症研究与治疗组织（european organization of research and treatment of cancer，EORTC）联合发表的皮肤淋巴瘤最新分类中，蕈样肉芽肿（mycosis fungoides，MF）、Sézary 综合征（Sézary syndrome，SS）和原发性皮肤 CD30 阳性淋巴增殖性疾病约占 CTCL 的 90%。原发皮肤 T 细胞淋巴瘤分类见附录。

一、临床表现

PCTCL 通常表现为持续性和 / 或缓慢进展的、大小形状各异的皮损。皮损可能为局限性或泛发性的斑片或斑块、肿瘤和 / 或泛发性红皮病。严重病例也可能累及淋巴结、血液和内脏。

MF 相对惰性，但症状明显，中位生存期随着疾病进展显著缩短。原发皮肤 CD30 阳性淋巴增殖性疾病预后良好。皮下脂膜炎样 T 细胞淋巴瘤侵袭性强，预后差。原发皮肤侵袭性嗜表皮细胞毒性 CD8+T 细胞淋巴瘤以及原发皮肤 γδT 细胞淋巴瘤，病程呈侵袭性，疾病进展快，预后差。

二、病理诊断

1.活检方式

推荐对皮肤原发病变及继发部位（淋巴结、转移病灶等）进行完整切除或部分切取活检；病变深在时（如亲毛囊性 MF 及皮下脂膜炎样 T）活检时应达皮下。MF 怀疑有大细胞转化（LCT），需再次活检。

2.诊断依据

形态观察到肿瘤性的 T 淋巴细胞浸润破坏皮肤结构，推荐使用 PCTCL 的免疫组化组合（详见附录）等，必要时增加 TCR 基因重排。

三、分期

对患者进行全面的皮肤检查，评估病变面积占体表面积比例和皮损类型（斑片/斑块、肿瘤、红皮病），并且进行外周淋巴结、肿大脏器、脾脏的触诊。实验室完善全血细胞计数、生化全项、手工白细胞分类、外周血涂片计数 Sézary 细胞数量检查。若怀疑血液受累，完善外周血流式细胞术检测 CD2、CD3、CD4、CD5、CD7、CD8、CD20、CD26、CD45RO，PCR 检测外周血 TCR 重排。对于伴有不明原因血液学异常者进行骨髓活检，脏器受累时行影像学检查。

原发皮肤 T 细胞淋巴瘤的分期采用 2018 年 EORTC 分期标准，对于非 MF/SS 采用 TNM 分期，MF/SS 采用 TNMB 分期（见附录）。

四、治疗

1.MF/SS

可采用局部皮肤定向治疗及全身性治疗。局部皮肤定向治疗包括：局部皮质激素、局部氮芥（NM）水剂或者药膏、局部类视黄醇、局部咪喹莫特、局部放射治疗、全身皮肤电子束照射（TSEBT）、光疗法。全身性治疗包括：组蛋白去乙酰化酶抑制剂（HDACi）、全身性维A酸类治疗及全身性化疗（单药/联合化疗、靶向药物、体外光分离疗法、干扰素）。对于疾病仅累及皮肤的患者，主要选择皮肤局部治疗。而对于晚期或全身受累的患者，局部治疗往往不足以缓解疾病，其治疗目标是控制疾病进展，避免治疗毒性。可采用一种或联用多种全身性治疗方法进行治疗。对于多种全身性治疗不能充分控制病情的患者，自体造血干细胞移植多于一年内复发，可考虑行异基因造血干细胞移植，异基因造血干细胞移植是目前可能治愈MF的选择。

2.原发皮肤CD30+淋巴增殖性疾病

对于皮肤间变大细胞淋巴瘤，孤立性或成组病灶患者推荐单独应用局部放疗或手术切除 ± 局部放疗；淋巴瘤样丘疹病是一种复发性良性淋巴细胞增殖，可自行消退，无症状者首选观察，局部病变最常用的初始治疗方案是局部应用类固醇类药物和光疗。当两者出现多灶性病变以及区域淋巴结受累时，可采用全身性治疗（维布妥昔单抗、甲氨蝶呤、普拉曲沙、全身类视黄醇或干扰素）。该类疾病患者随时间推移可发生 MF，需终身随访。

3.其他CTCL的治疗

原发皮肤 γδT 细胞淋巴瘤、CD8+AECTCL 的治疗参考外周 T 细胞淋巴瘤非特指型联合化疗方案，原发皮肤 γδT 细胞淋巴瘤需警惕嗜血细胞综合征的发生；原发皮肤肢端 CD8+T 细胞淋巴瘤可通过手术切除或放疗达到完全缓解；原发性皮肤 CD4+小 / 中 T 细胞淋巴增殖性疾病的部分患者可在皮肤活检后自发缓解，持久性病变可通过病灶内注射类固醇、手术切除甚至放疗来治疗。

五、疗效评估

（1）MF/SS 疗效评估方法具体见附录。

（2）其他 CTCL 疗效评估方法无统一共识，部分研究中参照 MF/SS 疗效评估方法。

【参考文献】

[1] Willemze R, Cerroni L, Kempf W, et al. The 2018 update of the WHO-EORTC classification for primary cutaneous lymphomas[J]. Blood,2019,133(16): 1703-1714.

[2] Stevens SR, Ke MS, Parry EJ, et al. Quantifying skin disease burden in mycosis fungoides-type cutaneous T-cell lymphomas: The severity-weighted assessment tool (SWAT). Arch Dermatol. 2002, 138: 42-48.

[3] Cheson BD, Pfistner B, Juweid ME, et al. Revised response

criteria for malignant lymphoma. J Clin Oncol. 2007, 25: 579-586.

[4] Zackheim HS, Koh HK, Weinstock MA. Assessing clinical outcomes in cutaneous T-cell lymphoma. Hematol Oncol Clin North Am. 1995, 9: 1021-1029.

[5] Elise A. Olsen, Sean Whittaker, Youn H. Kim, et al. Clinical End Points and Response Criteria in Mycosis Fungoides and Se´zary Syndrome: A Consensus Statement of the International Society for Cutaneous Lymphomas, the United States Cutaneous Lymphoma Consortium, and the Cutaneous Lymphoma Task Force of the European Organisation for Research and Treatment of Cancer. Journal of Clinical Oncology. 2011, 20: 2598-2607.

（执笔人：应志涛　梅迪）

第十三章　原发胃肠道淋巴瘤

一、定义

胃肠道是非霍奇金淋巴瘤最常累及的结外器官，原发性胃肠道淋巴瘤是指原发于胃肠道的淋巴瘤，可以伴随有胃肠道周围的淋巴结侵犯。常见侵袭性病理亚型包括 DLBCL、HGBL、伯基特淋巴瘤、MCL、EATL（MEITL）、NKTCL 等，惰性亚型包括 FL、MALT 淋巴瘤等。

二、临床表现

发病部位不同会有相应的不同临床表现，发生在胃及十二指肠部位患者可能会出现腹胀、腹痛、恶心、呕吐、上消化道出血症状；发生在肠道部位的患者可能会出现腹部肿物、腹胀、排便习惯改变、肠套叠、肠梗阻、消化道出血症状。

不同病理亚型起病症状不同，套细胞淋巴瘤、MALT淋巴瘤多起病缓慢，部分患者为常规体检发现；伯基特淋巴瘤常以急腹症如肠梗阻、肠穿孔为首发表现。

三、检查

1.常规实验室及影像学检查

2.内镜检查

胃肠道淋巴瘤根据发病部位不同需要进行内窥镜检查及镜下活检，必要时可以加做超声内镜了解病变浸润深度和周围血管情况，评估并发症风险。镜下活检需多点深取。发病部位在屈氏韧带以上者行胃镜检查；发病部位在回盲部以下者行结肠镜检查；发病部位在屈氏韧带和回盲部之间者可以进行小肠镜检查，或者手术诊断。对于胃MALT淋巴瘤，应常规进行幽门螺杆菌检测。

不同病理亚型镜下表现不同，可表现为外生肿物、溃疡、黏膜肥厚、点状出血或充血、混合型；其中侵袭性淋巴瘤如DLBCL、EATL等多为深溃疡、外生肿物等表现，活检易出血；而套细胞淋巴瘤、MALT淋巴瘤等多为息肉样、黏膜浅溃疡、局部黏膜增厚等表现。MALT淋巴瘤、MCL、T细胞淋巴瘤多为多部位侵犯。

若镜下表现和病理不一致，建议复查内镜重取活检。

3.PET/CT

PET/CT 对于侵袭性亚型如 DLBCL 的分期有重要意义；对于内镜活检为惰性淋巴瘤但临床或镜下表现不一致者，建议行 PET/CT 检查，病灶 SUV 值可辅助判断性质。

四、分期标准

按照 Lugano 分期标准（具体见附录）。

五、并发症风险

胃肠道淋巴瘤并发症包括出血、穿孔、梗阻，其中小肠侵袭性 T 细胞淋巴瘤风险最高。FLASH SCORE 可用于并发症风险预测，见下表。

项目	分数	危险分层	分数	发生 GI 事件风险
局灶外观（息肉或溃疡）肿物（≥40mm）	1分	低危	0分	0%
小肠侵袭性淋巴瘤	2分	中危	1～2分	9%
FDG 高摄取（SUVmax≥7）	1分	高危	3～4分	61%

六、治疗

1.一般治疗

强调饮食指导，易消化食物少量多餐，避免坚硬、刺激性食物、暴饮暴食；胃侵袭性淋巴瘤患者可加用 PPI 预防出血。

2.治疗原则

针对不同病理亚型、不同侵犯部位的治疗策略也不同；对于局限早期 HP+ 胃 MALT 淋巴瘤，可首先选择抗 HP±ISRT，其他局限期惰性 B 细胞淋巴瘤以 ISRT 为基础 ± 利妥昔单抗 ± 化疗；对于侵袭性淋巴瘤选择以化疗为基础的综合治疗。需要注意以下问题：

（1）何时选择手术：胃淋巴瘤一般不选择手术，建议保留器官功能，手术无获益；内科干预无效并发症如胃穿孔、幽门梗阻等需外科或者内镜下治疗干预。肠道淋巴瘤手术原则：

① DLBCL/HGBL：Ⅰ～Ⅱ期优选手术，Ⅳ期需评估患者的生存获益和并发症情况个体化选择（参考 FLASH SCORE）；

② 侵袭性 T 细胞淋巴瘤（含 NK/T）：多为多部位受累营养状态差，手术无获益，除并发症外不常规手术；

③ 惰性淋巴瘤：评估并发症，不常规手术；

④ 套细胞淋巴瘤：多为多发病灶，并发症少，不常规手术；

⑤ 伯基特淋巴瘤：并发症或降低肿瘤负荷的小手术；

⑥ 手术范围：解决原发灶即可，不追求 R0 或根治性切除，必要时造瘘，不常规淋巴结清扫；

⑦ 术后化疗时间：BL 不超过 2 周，其他侵袭性淋巴瘤不超过 3 周。

（2）如何降低并发症风险：对于深大溃疡患者，建议第 1 周期给予预治疗 / 分割治疗（如小剂量长春新碱 /

长春地辛分次给予），激素减量。

（3）何时选择放疗

① 多数局限期胃肠惰性淋巴瘤，放疗为基石（详见相关章节）；

② 局限侵袭性淋巴瘤巩固放疗不改善 OS，不常规选择；但若病灶局限且多线化疗耐药，放疗可以作为局部治疗选择。

（4）评效：常规复查内镜＋病灶活检。早期胃 MALT 淋巴瘤治疗结束后 3 个月复查胃镜，进展期胃 MALT 淋巴瘤患者和其他类型胃肠道淋巴瘤患者没有明确的内窥镜复查时间，建议临床医生结合患者的症状和影像学检查的结果来决定。

【参考文献】

[1] 平凌燕, 宋玉琴, 郑文, 等. 99 例原发肠道恶性淋巴瘤患者的临床特征、诊治及预后分析. 中华血液学杂志, 2017, 38(3): 231-236.

[2] Yang H, Wu M, Shen Y, et al. Treatment Strategies and Prognostic Factors of Primary Gastric Diffuse Large B Cell Lymphoma: A Retrospective Multicenter Study of 272 Cases from the China Lymphoma Patient Registry. Int J Med Sci 2019, 16(7): 1023-1031.

[3] Aoki T, Yamada A, Takahashi M, et al. Development and internal validation of a risk scoring system for gastrointestinal events requiring surgery in gastrointestinal lymphoma patients. J Gastroenterol Hepatol. 2019, 34(4): 693-699.

（执笔人：冯非儿　平凌燕）

第十四章 Castleman病

Castleman 病（Castleman disease，CD）是由美国病理学家 Castleman 等于 1956 年首次报道的一种较为少见的淋巴组织增生性疾病，临床表现为一个或多个淋巴结区的淋巴结肿大，可伴有细胞因子驱动的全身高炎症状态及脏器功能损害。

一、诊断

1.病理活检

淋巴结病理活检是诊断 Castleman 病的基础，推荐病变淋巴结完整或部分切除活检。根据病理形态学不同可分为透明血管型、浆细胞型、混合型。透明血管型的特点为生发中心萎缩，滤泡间血管增生并穿插到生发中心内。浆细胞型的特点为生发中心增生，滤泡间大量浆细胞增生。混合型的形态特点兼具上述两种类型的特征。

2.临床分型

分为单中心型和多中心型。

（1）单中心型（unicentric CD，UCD）：仅有同一淋巴结区域内的一个或多个淋巴结受累。

（2）多中心型（multicentric CD，MCD）：≥2 个淋巴结区域受累（淋巴结短径≥1 cm），常伴细胞因子驱动的全身炎症。依据是否感染人类疱疹病毒8型（HHV-8），可将 MCD 进一步分为 HHV-8 阳性 MCD 及 HHV-8 阴性 MCD。HHV-8 阴性 MCD 又可进一步分为无症状性 MCD（asymptomatic MCD，aMCD）和特发性 MCD（idiopathic MCD，iMCD）。前者除淋巴结肿大外，无全身症状和高炎症表现；后者则伴全身症状和（或）脏器损伤表现。

3. 诊断流程

（1）第一步：排除可能会伴发类似 CD 淋巴结病理改变的相关疾病，包括感染性疾病（如 HIV、梅毒、EB 病毒感染及结核等）、肿瘤性疾病（如 POEMS 综合征、淋巴瘤、滤泡树突细胞肉瘤、浆细胞瘤等）、自身免疫性疾病（如系统性红斑狼疮、类风湿关节炎、自身免疫性淋巴细胞增生综合征等）。

（2）第二步：根据查体和影像学检查，分型为 UCD 和 MCD。

（3）第三步：对于 MCD 患者，可根据淋巴结组织病理的 LANA-1（latency-associated nuclear antigen 1）免疫组化染色和（或）外周血中 HHV-8 DNA 检测结果判断是否为 HHV-8 阳性，诊断为 HHV-8 阳性 MCD 或 HHV-8 阴性 MCD。

（4）第四步：对于 HHV-8 阴性 MCD 患者，需进一步明确是否为 iMCD。iMCD 的诊断标准如下：

① 主要标准（2 项均要满足）

a. 淋巴结的病理学特点符合 CD；

b. ≥2 个淋巴结区的淋巴结肿大（短径≥1cm）。

② 次要标准（11 项中至少满足 2 项，其中至少 1 项为实验室标准）

a. 实验室标准

➤ CRP＞10 mg/L，或 ESR＞20 mm/1h（女性）或 15 mm/1h（男性）；

➤ 贫血（HGB＜100g/L）；

➤ 血小板减少（PLT＜100×10^9/L）或增加（PLT＞350×10^9/L）；

➤ 低白蛋白血症（ALB＜35g/L）；

➤ 肾功能损伤（eGFR＜60mL/min·1.73m^2）或蛋白尿（＞150mg/24h 或＞100mg/L）；

➤ 血清 IgG＞17g/L。

b. 临床标准

➤ 全身症状：发热（＞38℃）、盗汗、体重下降（6 个月下降≥10％）或乏力（影响工具性日常生活活动）；

➤ 脾大和 / 或肝大；

➤ 水肿（水肿、腹腔积液或胸腔积液）；

➤ 皮肤樱桃状血管瘤病或紫罗兰样丘疹；

➤ 淋巴细胞性间质性肺炎。

（5）第五步：诊断为 iMCD 的患者，还应进一步分为 iMCD-非特指型和 iMCD-TAFRO 亚型。诊断 iMCD-TAFRO 亚型需要符合以下所有主要标准和≥1 个次要标准。

① 主要标准

a. ≥3 个 TAFRO 相关症状（TAFRO 相关症状包括：血小板减少、重度水肿、发热、骨髓纤维化、肝脾肿大）；

b. 无明显外周血免疫球蛋白升高；

c. 淋巴结肿大不明显。

② 次要标准

a. 骨髓中巨核细胞不低；

b. 血清碱性磷酸酶升高但转氨酶升高不明显。

4.检查

除常规影像学、实验室检查外，建议行以下检查：病毒血清学检查（乙肝五项、HCV 抗体、HBV-DNA、HIV 抗体、CMV-DNA、EBV-DNA、HHV-8 DNA）、血清蛋白电泳、血/尿免疫固定电泳、血游离轻链、免疫球蛋白定量、ANA+dsDNA 抗体、抗 ENA 抗体、类风湿因子（RF）、IgG4、炎症指标（CRP、ESR、铁蛋白）、细胞因子（IL-6、IL-10、VEGF）、肺功能、骨髓穿刺＋活检。

二、治疗

1.UCD

以局部治疗为主。对于可手术切除的病灶，首选手术切除。对于不可手术切除的，无症状者可观察随诊；有症状者可选择利妥昔单抗 ± 糖皮质激素、利妥昔单抗 ± 化疗、局部放疗、血管栓塞治疗，或借鉴 iMCD 的治疗方案。

2.aMCD

观察随诊。

3.iMCD

（1）治疗目标：以控制炎症状态、改善症状和器官功能、提高生活质量为主。

（2）分层治疗：首先分为"重型"和"非重型"，如果以下 5 条中满足 2 条则定义为"重型"：

① ECOG≥2；

② eGFR<30mL/min 和 / 或 SCr>265umol/L；

③ 重度水肿和 / 或腹腔积液、胸腔积液、心包积液；

④ HGB≤80g/L；

⑤ 肺部受累或伴气促的间质性肺炎。

（3）治疗方案

① 非重型患者

a. 一线治疗：司妥昔单抗 ± 泼尼松、TCP 方案、R-CVP 方案、利妥昔单抗 ± 泼尼松；

b. 二线治疗：未应用过的上述一线方案、BCD 方案、西罗莫司、R^2 方案。

② 重型患者：一线治疗推荐司妥昔单抗 + 大剂量激素（如甲泼尼龙 500mg/d，3～5d）。若初始疗效不佳（如 1 周）或无条件使用 IL-6 单抗，及时采用联合化疗方案，如 R±CHOP、BCD、VDT-ACE-R（硼替佐米、地塞米松、沙利度胺、多柔比星、环磷酰胺、依托泊苷、利妥昔单抗）等。

4. HHV-8 阳性MCD

采用以利妥昔单抗为基础的治疗，如利妥昔单抗 ± 脂质体阿霉素 / 阿霉素 ± 糖皮质激素。若同时合并 HIV 感染，请相关专科协助抗 HIV 治疗。

5. 疗效评价标准

具体见附录。

【参考文献】

[1] 中华医学会血液学分会淋巴细胞疾病学组, 中国抗癌协会血液肿瘤专业委员会, 中国Castleman病协作组. 中国Castleman病诊断与治疗专家共识（2021年版）. 中华血液学杂志. 2021, 42(7): 529-534.

[2] Fajgenbaum DC, Uldrick TS, Bagg A, et al. International, evidence-based consensus diagnostic criteria for HHV-8-negative/idiopathic multicentric Castleman disease. Blood. 2017, 129(12): 1646-1657.

[3] van Rhee F, Voorhees P, Dispenzieri A, et al. International, evidence-based consensus treatment guidelines for idiopathic multicentric Castleman disease. Blood. 2018, 132(20): 2115-2124.

[4] 中国临床肿瘤学会指南工作委员会. 中国临床肿瘤学会（CSCO）淋巴瘤诊疗指南（2021版）. 北京: 人民卫生出版社, 2021.

（执笔人：胡少轩　邓丽娟）

第十五章　毛细胞白血病

毛细胞白血病（HCL）是一种罕见的惰性 B 细胞白血病。在淋巴细胞白血病中约占 2%。中位发病年龄约为 50 岁。HCL 常见的症状有乏力、脾大、全血细胞减少、反复感染、肝肿大等。

一、诊断

HCL 可以通过外周血涂片、骨髓检查（骨髓活检、骨髓涂片以及骨髓流式检测）、脾脏病理等明确诊断。白血病细胞可有周围毛发样突起。经典型 HCL 的免疫表型通常为 CD20+、CD22+、CD25+、CD103+、CD11c+、CD123+、Annexin A1+、CD200+、Cyclin D1+、CD5−、CD10−。大部分经典型 HCL 可有免疫球蛋白重链可变区体细胞超突变（IGHV SHM）及 BRAF V600E 突变。非突变 IGHV 及表达 IGHV4-34 重排均为嘌呤类似物治疗预后不良的标志。HCL 变异型常规治疗预后差，可以通过免疫表型及 BRAF V600E 突变等分子检测与经典型 HCL 相鉴别。

二、治疗原则

1. 初始治疗指征

有症状的脾大，血红蛋白<110g/L，血小板<100×10^9/L，中性粒细胞绝对值<1×10^9/L，反复或严重感染，半年内不明原因体重下降>10%，过度疲劳，进展性淋巴细胞增多或淋巴结肿大，大包块，症状性器官肿大，全身症状等。

如没有以上治疗指征，可考虑观察等待，3～6个月复查全血细胞计数、体检等。

2. 一线治疗

首选嘌呤类似物，可以考虑克拉曲滨 ± 利妥昔单抗。

3.复发难治

（1）初始治疗后未达到 CR 或＜2 年复发：可以考虑临床试验，其他嘌呤类似物 ± 利妥昔单抗，威罗菲尼，或聚乙二醇干扰素 α-2a 等。

（2）初始治疗后≥2 年时复发：可以考虑原嘌呤类似物 ± 利妥昔单抗或其他嘌呤类似物 ± 利妥昔单抗。

（3）复发 / 难治性病例治疗后出现疾病进展：可以考虑临床试验，威罗菲尼 ± 利妥昔单抗，或伊布替尼等。

4.支持治疗

HCL 患者接受嘌呤类似物治疗时容易出现反复或严重感染，可以考虑使用阿昔洛韦等预防疱疹病毒、复方磺胺甲噁唑等预防卡氏肺孢子菌肺炎。并需要监测乙型肝炎病毒。

三、疗效评估

具体评效标准见附录。

【参考文献】

[1] Grever MR, Abdel-Wahab O, Andritsos LA, et al. Consensus guidelines for the diagnosis and management of patients with classic hairy cell leukemia. Blood 2017, 129: 553-560.

[2] T. Robak, E. Matutes, et al. Hairy cell leukaemia: ESMO Clinical Practice Guidelines for diagnosis, treatment and follow-up. Ann Oncol (2015) 26 (suppl 5): v100-v107.

（执笔人：冷馨　谢彦）

第十六章 淋巴浆细胞淋巴瘤/华氏巨球蛋白血症

淋巴浆细胞淋巴瘤/华氏巨球蛋白血症（lympho-plasmacytic lymphoma/Waldenström macroglobulinemia，LPL/WM）是由小 B 淋巴细胞、浆细胞样淋巴细胞和浆细胞组成的淋巴瘤，常侵犯骨髓，也可侵犯淋巴结和脾脏，并且不符合其他可能伴浆细胞分化的小 B 细胞淋巴瘤诊断标准。LPL 侵犯骨髓同时伴有血清单克隆性 IgM 丙种球蛋白时诊断为 WM。LPL 占所有淋巴瘤的 0.57%，WM 占 LPL 的 90%～95%。

一、临床特点

1. LPL/WM 主要症状

（1）造血或其他组织浸润相关症状：包括血细胞减少、淋巴结肿大、肝脾肿大；

（2）单克隆 IgM 蛋白相关症状：包括高黏滞血症、神经病变、冷球蛋白血症、冷凝集病、淀粉样变等；

（3）全身表现：B 症状。

2. 高黏滞血症

（1）神经系统症状为主要表现（视力、听力障碍，头痛，头晕等），可有眼底检查异常（视网膜静脉充血和火焰状出血，视盘水肿），严重时可出现意识障碍、脑卒中等；

（2）症状性高黏滞血症属于医疗急症，需行血浆置换；

（3）推荐血清 IgM＞3000mg/dL 或有高黏滞血症相关症状时进行眼底镜检查。

二、诊断

1. LPL 诊断标准（NCCN 指南）

（1）小 B 淋巴细胞、浆细胞样淋巴细胞和浆细胞组成的淋巴瘤，常侵犯骨髓，也可侵犯淋巴结和脾脏；

（2）不符合其他可能伴浆细胞分化的小 B 细胞淋巴瘤诊断标准。

LPL 侵犯骨髓同时伴有血清单克隆性 IgM 丙种球蛋白时诊断为 WM。

2. WM 诊断标准（WM 国际工作组）

（1）血清中检测到单克隆性的 IgM（不论数量）；

（2）骨髓中浆细胞样或浆细胞分化的小淋巴细胞呈小梁间隙侵犯（不论数量）；

（3）免疫表型：sIgM+，CD5－，CD10－，CD11c－，CD19+，CD20+，CD22+，CD23－，CD25+，CD27+，FMC7+，CD79a+，CD103－，CD38/138+。10%～20%的病例可表达 CD5、CD10 或 CD23，不能仅凭免疫表型排除 WM；

（4）除外其他已知类型的淋巴瘤；

（5）MYD88[L265P] 突变是 WM 诊断及鉴别诊断的重

要标志，但非特异性诊断指标。

三、预后分层

采用改良 IPSS 评分系统（R-IPSSWM），具体见附录。

四、治疗

1.治疗指征

症状即是治疗指征。包括 B 症状、血细胞减少（HGB≤100 g/L、PLT＜100×10^9/L）、巨大淋巴结（≥5cm）、器官肿大、高黏滞血症、淀粉样变性、冷球蛋白血症、溶血性贫血、冷凝集素病、副肿瘤性神经病变等。

2.无症状WM患者进展风险

（1）独立预测因素：IgM≥4500mg/dL、骨髓淋巴浆细胞性浸润≥70%、β$_2$微球蛋白≥4mg/dL、白蛋白≤3.5g/dL；

（2）进展风险计算：可用 http://www.awmrisk.com/ 网站上的 AWM 患者风险计算器进行计算。

3.初始治疗方案选择策略

（1）WM 无法治愈，治疗的目标是控制症状、预防终末器官损害、改善生活质量。

（2）对于有治疗指征患者，优先推荐临床试验。

（3）高疾病负荷（存在严重血细胞减少或高黏滞血症或器官肿大）或 IgM＞4000mg/dL 时需先行血浆置换，

再开始抗肿瘤治疗。

（4）方案选择需综合考虑患者化疗耐受程度、疾病负荷、基因表型（MYD88，CXCR4）、药物可及性、药物不良反应、经济等因素。

4.推荐一线治疗方案

BR［对于 IgM 高水平（>4000mg/dL）患者，可在第 1 个治疗周期不使用利妥昔单抗以避免 IgM 反跳］；BRD（硼替佐米，地塞米松，利妥昔单抗）；RCD（环磷酰胺，地塞米松，利妥昔单抗）；伊布替尼 ± 利妥昔单抗；泽布替尼。

5.其他可选方案

苯达莫司汀+硼替佐米±R、硼替佐米+地塞米松、卡非佐米＋R＋地塞米松、环磷酰胺＋泼尼松＋R、克拉屈滨±R、氟达拉滨±R、CHOP-R、福达拉滨＋环磷酰胺+R、R 单药等。

五、疗效评价

具体评效标准见附录。

六、维持治疗与随访

（1）维持治疗：关于 WM 患者进行维持治疗的数据有限，且尚无随机试验。利妥昔单抗维持在 WM 中的作用尚不明确。

（2）随访：在第 1 年内每 3 个月随访 1 次，此后每 6 个月 1 次。检查主要关注血常规及血清或尿液的 M 蛋白测定。

七、复发后治疗

（1）治疗选择取决于最近期治疗后的缓解持续时间。

① 一线治疗后缓解小于 24 个月的患者，二线建议更换方案；

② 一线方案耐受良好、缓解期长的患者，可以考虑继续原一线方案治疗。

（2）大剂量化疗后行自体造血干细胞移植对于 WM 的作用有限，其仅用于体能状态良好且已用尽其他治疗方法的特定患者。

【参考文献】

[1] NCCN Waldenström Macroglobulinemia/Lymphoplasmacytic Lymphoma.Version: 1.2022.

[2] 中国临床肿瘤学会指南工作委员会. 中国临床肿瘤学会（CSCO）恶性血液病诊疗指南（2021版）. 北京：人民卫生出版社，2021.

[3] Castillo JJ, Treon SP. Management of Waldenström macroglobulinemia in 2020. Hematology Am Soc Hematol Educ Program. 2020, 2020(1): 372-379.

[4] Castillo JJ, Advani RH, Branagan AR,et al.Consensus treatment recommendations from the tenth International Workshop for Waldenström Macroglobulinaemia. Lancet Haematol. 2020, 7(11): e827-e837.

[5] Bustoros M, Sklavenitis-Pistofidis R, Kapoor P, et al. Progression Risk Stratification of Asymptomatic Waldenström Macroglobulinemia. J Clin Oncol. 2019, 37: 1403.

（执笔人：何天珩　平凌燕）

第十七章　淋巴瘤相关噬血细胞综合征

噬血细胞综合征（hemophagocytic syndrome，HPS）是由多种因素造成免疫系统尤其是淋巴细胞和组织细胞异常活化，引发严重的细胞因子风暴，从而导致高炎症状态。HPS 由于触发因素不同，可分为原发性和继发性两类。

淋巴瘤相关噬血细胞综合征（lymphoma associated hemophagocytic syndrome，LAHS）是成人继发性 HPS 的常见原因，占继发性 HPS 的 15%～50%。根据发生时间分为两大类：

（1）淋巴瘤诱导的 HPS：发生于淋巴瘤起病时，或病情进展或复发时，预后极差，诊断 HPS 后中位生存不足 3 月；

（2）化疗期合并的 HPS：在淋巴瘤化疗过程中出现，在病毒感染、侵袭性真菌感染和一些细菌感染的刺激下出现 HPS 的临床表现，此时淋巴瘤多处于缓解状态。

一、诊断

HPS 采用国际组织细胞学会 HLH-2004 标准进行诊断，在具有明确病理诊断的淋巴瘤基础上，LAHS 诊断可以成立。

HLH-2004 诊断标准：满足以下 8 条中的 5 条即可建立 HPS 诊断。

（1）发热；

（2）脾大；

（3）血细胞减少（≥2系血细胞减少）：血红蛋白<90g/L、血小板<100×10⁹/L、中性粒细胞<1.0×10⁹/L；

（4）高甘油三酯血症和（或）低纤维蛋白原血症：禁食后甘油三酯≥3.0mmol/L、纤维蛋白原≤1.5g/L；

（5）骨髓、脾或淋巴结中发现噬血细胞现象；

（6）铁蛋白≥500μg/L；

（7）NK细胞活性减低或缺乏；

（8）可溶性CD25（sIL-2R）≥2400U/mL。

二、治疗

HPS一旦诊断应立即开始治疗，旨在控制高细胞因子血症所导致的危及生命的过度炎症反应。对于LAHS来说，HPS和淋巴瘤治疗同等重要，但是应该先针对HPS，还是先针对淋巴瘤，目前尚无循证医学证据，需根据患者不同情况决定。在HPS活动期，往往伴有脏器功能损伤，此时标准的淋巴瘤化疗方案可能并不能改善疾病状态，且可能增加死亡率。

淋巴瘤诱导的HPS患者，推荐在抗淋巴瘤治疗之前采用HLH-94或DEP方案控制HPS，在患者一般情况和实验室指标改善后，应尽快开始淋巴瘤治疗。由于LAHS对于HLH-94方案及化疗反应欠佳，对于治疗后达到完全缓解的患者可以考虑行自体造血干细胞移植；对于治疗后部分缓解或是病理类型为高度侵袭性的患者，可考虑异基因造血干细胞移植。

化疗期合并的 HPS 患者，应暂停正在进行的化疗，给予针对性的抗感染治疗，对于重症患者可给予激素联合剂量调整的依托泊苷（类 HLH-94 方案）和 / 或静脉免疫球蛋白治疗。同时存在淋巴瘤进展和感染的 HPS 患者，在积极给予有效抗感染治疗的基础上，针对 HPS 和淋巴瘤的治疗不应该被延误。

【参考文献】

[1] Jia J, Song Y, Lin N, et al. Clinical features and survival of extranodal natural killer/T cell lymphoma with and without hemophagocytic syndrome. Ann Hematol. 2016, 95(12): 2023-2031.

[2] Henter JI, HorneA, Aric M, et a1. HLH-2004: Diagnostic and therapeutic guidelines for hemophagocytic lymphohistiocytosis. Pediatr Blood Cancer. 2007, 48(2): 124-131.

[3] Henter JI, Aricb M, Egeler RM, et al. HLH-94: A treatment protocol for hemaphagocytic lymphohisticytosis. HLH study Group of the Histiocyte Society. Med Pediatr Oncol. 1997, 28(5): 342-347.

[4] Wang Y, Huang W, Hu L, et al. Multicenter study of combination DEP region as a salvage therapy for adult refractory hemophagocytic lymphohistiocytosis. Blood. 2015, 126(19): 2186-2189.

[5] 中国抗癌协会淋巴瘤专业委员会. 淋巴瘤相关噬血细胞综合征诊治中国专家共识. 中华医学杂志. 2018, 98: 1389-1393.

[6] La Rosée P, Horne A, Hines M, et al. Recommendations for the management of hemophagocytic lymphohistiocytosis in adults. Blood. 2019, 133(23): 2465-2477.

（执笔人：胡少轩　林宁晶）

第三篇
治疗

第一章 化疗

第一节 常用的组合化疗方案

1. 改良 BFM-90 方案

方案	药物	剂量	用药时间
诱导方案 I　第 1～9 周			
VDLP	泼尼松（PDN）	60mg/m² po	d1～d28，随后每 3 天减半至停用①
	长春新碱（VCR）	1.5mg/m²（最大 2mg）	d1, d8, d15, d22
	柔红霉素（DNR）	30mg/m² iV 持续 1h	d1, d8, d15, d22
	左旋门冬酰胺酶（L-ASP）或培门冬酶	6000IU/m² iV 持续 1h　2500IU/m² iM	d2 开始，qod×8　d2, d16
CAT	环磷酰胺（CTX）②	1000mg/m² iV 1h	d1, d15
	阿糖胞苷（Ara-C）	75mg/m² q12h iV	d2～d3, d16～d17
	巯嘌呤（6-MP）	60mg/m² po	d1～d28
三联鞘注	甲氨蝶呤（MTX）阿糖胞苷（Ara-C）地塞米松（DEX）	10mg　50mg　5mg	诱导治疗第 1 天开始每两周 1 次③
巩固方案 M　第 10～14 周			
HD-MTX	巯嘌呤（6-MP）	25mg/m² po	d1～d28
	甲氨蝶呤（MTX）④	3.5 g/m² iV	d1, d15
三联鞘注	同上		同上

续表

方案	药物	剂量	用药时间
诱导方案Ⅱ 第15～23周			
VDLP 共1周期	泼尼松（PDN）	60mg/m² po	d1～d28，随后每3天减半至停用
	长春新碱（VCR）	1.5mg/m² （最大2mg）	d1，d8，d15，d22
	柔红霉素（DNR）	30mg/m² iV 1h	d1，d8，d15，d22
	左旋门冬酰胺酶（L-ASP） 或培门冬酶	6000IU/m² iV 持续1h 2500IU/m² iM	d2开始，qod×8 d2，d16
CAT	环磷酰胺（CTX）	1000mg/m² iV 1h	d1，d15
	阿糖胞苷（Ara-C）	75mg/m² iV q12h	d2～d3，d16～d17
	巯嘌呤（6-MP）	60mg/m² po	d1～d28
三联鞘注	同上		同上
维持治疗（1～1.5年）			
	MTX	20mg/m² Po	每周1次
	6-MP	60mg/m² Po	qd

注：①正式开始化疗前可给予激素预治疗d-7～d0天；②美司钠预防出血性膀胱炎；③如果中枢神经系统受侵，腰穿鞘注频率可考虑每周1次；④亚叶酸钙解救。

2. 利妥昔单抗

（1）常规剂量：375mg/m²，一般与化疗方案组合，建议在化疗前使用；

（2）单药使用：主要用于惰性B细胞淋巴瘤、高龄、低肿瘤负荷患者，可每周1次，连用4周，休息2～3月复查评效，如效果满意，可以重复4次；

（3）首次使用时，建议严格按照说明书进行预处理，但是输注速度建议从30mL/h开始，最大输注速度不超过 100mL/h；如果首次使用未出现 3～4 级输注反应，患者无明显心功能不全，第二次及此后使用时，可以适当加快输注速度；

（4）如果出现输注反应：停止输液，保持静脉通路，抗过敏处理，对症处理，并将已经配置的利妥昔单抗置于 2～8℃ 冰箱冷藏，可保存 24 小时；如果症状消失，可以酌情继续输注。

3. R-CHOP 方案

每 21 天重复。

利妥昔单抗	375mg/m², d1
CTX	750mg/m², d2
VCR	1.4mg/m²（最大 2mg），d2
ADM	40～50mg/m², d2
PDN	100mg, d2～d6

备注：

（1）CHOP14 方案的疗效并不优于 CHOP21 方案，但副作用大于 CHOP21 方案，因此不推荐使用；如果选择 CHOP14，需要在 G-CSF 支持下使用；

（2）如无长春新碱，可考虑长春地辛替代，剂量为 3mg/m²，不推荐使用长春瑞滨；

（3）如无多柔比星，可考虑采用以下替代方案：

① 表柔比星 70～90mg/m²［表柔比星：多柔比星 =（1.6～1.8）：1，剂量大时尤其注意血液毒性］；

② 吡柔比星 50mg/m²（吡柔比星：多柔比星 =1：1）；

③ 多柔比星脂质体 25～30mg/m²（主要用于有心

脏基础疾病、心功能不佳或对脱发有顾忌者）。

4. G-CHOP 方案

每 21 天重复。

奥妥珠单抗 1000mg，第 1 周期的第 1、8、15 天，此后每个周期的第 1 天。

CHOP 方案具体剂量同上。

5. CHOPE 方案

每 21 天重复。

CTX	$750mg/m^2$，d1
VCR	$1.4mg/m^2$（最大 2mg），d1
ADM	$40\sim50mg/m^2$，d1
VP-16	$100mg/m^2$，d1～d3
PDN	100mg，d1～d5

6. DA-EPOCH 方案

每 21 天重复。

VP-16	$50mg/(m^2 \cdot d)$，d1～d4，96h 连续输注
VCR	$0.4mg/(m^2 \cdot d)$，d1～d4，96h 连续输注
ADM	$10mg/(m^2 \cdot d)$，d1～d4，96h 连续输注
CTX	$750mg/m^2$，d5
PDN	$60mg/(m^2 \cdot d)$，d1～d5

备注：以上为基础剂量，DA-EPOCH 剂量调整原则如下。

（1）每次化疗后都需预防性使用 G-CSF，否则剂量无法上调；

（2）如果上周期化疗后 ANC 减少未达Ⅳ度，可以在上一周期化疗剂量基础上将 VP-16、ADM 和 CTX 的剂量上调 20%；

（3）如果上周期化疗后 ANC 减少达Ⅳ度，但在 1 周内恢复，保持原剂量不变；

（4）如果上周期化疗后 ANC 减少达Ⅳ度，且持续时间超过 1 周，或 PLT 下降达Ⅳ度，在上一周期化疗剂量基础上将 VP-16、ADM 和 CTX 的剂量下调 20%；

（5）剂量调整如果是在起始剂量以上，则上调时 VP-16、ADM 和 CTX 一起上调。剂量调整如果是在起始剂量以下，则下调时仅下调 CTX。

7. CVP 方案

每 21 天重复。

CTX	$750mg/m^2$，d1
VCR	$1.4mg/m^2$（最大 2mg），d1
PDN	$40mg/m^2$（或 100mg/d），d1～d5

8. FC 方案

每 28 天重复。

Flu	$25～30mg/m^2$，d1～d3
CTX	$250～300mg/m^2$，d1～d3

9. ABVD 方案

每 28 天重复。

ADM	$25mg/m^2$，d1，d15
BLM	$10mg/m^2$，d1，d15

| VCR | $1.4mg/m^2$（最大 2mg），d1，d15 |
| DTIC | $375mg/m^2$，d1，d15 |

10. BEACOPP 方案

每 21 天重复，用于 HL 伴不良预后者。

BLM	$10mg/m^2$，d8
VP-16	$100（200^*）mg/m^2$，d1～d3
ADM	$25（35^*）mg/m^2$，d1
CTX	$650（1200^*）mg/m^2$，d1
VCR	$1.4mg/m^2$（最大 2mg），d8
PCZ	$100mg/m^2$，d1～d7
PDN	$40mg/m^2$，d1～d14

备注：BEACOPP 方案分为普通剂量和增强剂量两种用法。* 所示为增强剂量 BEACOPP 方案给予的化疗强度；此外，该方案中的甲基苄肼尚未在国内上市，请根据患者的病情以及药物使用中相应的法律法规酌情选择。

11. GemOx 方案

每 14 天重复。

| 吉西他滨 | $1000mg/m^2$，d1 |
| 奥沙利铂 | $100mg/m^2$，d1 |

12. GDP 方案

每 21 天重复。

| 吉西他滨 | $1000mg/m^2$，d1,d8 |
| 顺铂 | $75mg/m^2$，d1 |

地塞米松　40 mg，d1～d4

备注：鉴于大剂量激素可能会导致应激性溃疡、消化道出血等风险，因此地塞米松的具体用量需要根据患者病情进行调整。

13. DICE方案

每21天重复。

DEX	10mg，d1～d4
IFO	1g/m²，d1～d4（美司钠解救）
DDP	25mg/m²，d1～d4
VP-16	60mg/m²，d1～d4

14. HyperCVAD/MA方案

适用于伯基特淋巴瘤、淋巴母细胞淋巴瘤、其他侵袭性淋巴瘤。

（1）A方案

CTX	300mg/m²，q12h（持续2h以上），d1～d3
Mesna	600mg/(m²·d)，CTX用药前1h至最后1次CTX后12h
ADM	50mg/m²，d4
DEX	40mg/d，d1～d4，d11～d14
VCR	2mg，d4，d11

（2）B方案

| MTX | 1g/m²，d1（亚叶酸钙解救） |
| Ara-C | 1g/m²，q12h，d2～d3 |

备注：在用于年轻患者的标准方案中，阿糖胞苷的剂量为3g/m²，q12h，d2～d3；但是鉴于阿糖胞苷的骨

髓抑制毒性较重，尤其是对血小板的抑制较重，可能会导致化疗的延迟甚至中止，因此可根据患者耐受性及年龄、体力情况、淋巴瘤病情等综合判断，酌情进行剂量选择。

15. COEP-L方案

每21天重复。

CTX	750mg/m^2，d1
VCR	1.4mg/m^2，d1（最大2mg）
VP-16	60mg/m^2，d1～d3
PDN	100mg，d1～d5
培门冬酶	2500IU/m^2，d2

16. LOP方案

每14～21天重复。

培门冬酶	2500IU/m^2，d1
VCR	1.4mg/m^2（最大2mg），d1
PDN	100mg，d1～d5

17. R-miniCHOP方案

主要用于75～80岁以上患者，每21天重复。

利妥昔单抗	375mg/m^2，d1
CTX	400mg/m^2，d2
VCR	1mg，d2
ADM	25mg/m^2，d2
PDN	40mg/m^2，d2～d6

18. B-R方案

主要用于惰性B细胞淋巴瘤，每28天重复。

利妥昔单抗 $375mg/m^2$，d1

苯达莫司汀 $80\sim90mg/m^2$，d2～d3（建议不超过 $90mg/m^2$）

19. B-G 方案

主要用于惰性 B 细胞淋巴瘤，每 28 天重复。

奥妥珠单抗   1000mg，第 1 周期的第 1、8、15 天，此后每个周期的第 1 天

苯达莫司汀 $80\sim90mg/m^2$，d1～d2（建议不超过 $90mg/m^2$）

20. R^2 方案

每 28 天重复。

利妥昔单抗 $375mg/m^2$，d1

来那度胺   15～25mg，d1～d21

21. R-MT28 方案

适用于年轻患者（≤65 岁），每 28 天重复。

利妥昔单抗 $375mg/m^2$，d1，d15

甲氨蝶呤 $3.5g/m^2$，d2，d16

替莫唑胺 $100mg/m^2$，d2～d6。

22. R-MT21 方案

适用于老年患者（>65 岁），每 21 天重复。

利妥昔单抗 $375mg/m^2$，d1

甲氨蝶呤 $1.0\sim3.5g/m^2$，d2

替莫唑胺 $100mg/m^2$，d2～d6

23. 维布妥昔单抗（brentuximab vedotin, BV）

每 21 天重复。

维布妥昔单抗　　　1.8mg/kg，d1

24. BV-AVD 方案

每 28 天重复。

维布妥昔单抗	1.2mg/kg，d1，d15
ADM	25mg/m², d1，d15
VDS	3mg/m², d1，d15
DTIC	375mg/m², d1，d15

25. 维奈托克+奥妥珠单抗

每 28 天重复。

维奈托克　从第 1 程 d22 开始口服，经过 5 周剂量爬坡后（20mg/d、50mg/d、100mg/d、200mg/d、400mg/d 各 1 周），持续 400mg/d 口服 12 个疗程

奥妥珠单抗　第 1 程:1000mg，d1、d8、d15；第 2～6程:1000mg，d1

26. 苯丁酸氮芥

苯丁酸氮芥:0.1～0.2mg/(kg·d)，总量 400～500mg 为 1 疗程，维持量 0.03～0.1mg/(kg·d)。

27. 司妥昔单抗 ± 泼尼松

司妥昔单抗	11mg/kg，每 3 周 1 次，有效者长期用药至疾病进展或不耐受
PDN	1mg/(kg·d)起始口服，4～8 周后逐渐减量

28. TCP方案

沙利度胺	100mg，每日1次，口服
CTX	300mg/m^2，每周1次，口服
PDN	1mg/kg，每周2次，口服

有效者1年后改为沙利度胺单药维持1年。

29. BCD方案

每4周为1个疗程。

硼替佐米	1.3mg/m^2，每周1次，皮下注射
环磷酰胺	300mg/m^2，每周1次，口服
地塞米松	40mg，每周1次，口服

治疗9个疗程后调整为BD方案：硼替佐米1.3mg/m^2，每2周1次，皮下注射；地塞米松20mg，每2周1次，口服，维持治疗一年或直至疾病进展、不耐受。

30. BRD方案

每21天重复。

硼替佐米	1.3mg/m^2，d1，d4，d8，d11
地塞米松	20mg，d1，d4，d8，d11
利妥昔单抗	375mg/m^2，d1，d4，d8，d11

4周期后休息3个月，再进行4周期治疗。

31. RCD方案

每21天重复，共6周期。

环磷酰胺	100mg/m^2，bid，d1～d5
地塞米松	20mg，d1
利妥昔单抗	375mg/m^2，d0

（执笔人：赵林俊　张关敏　刘卫平）

第二节 大剂量甲氨蝶呤

一、大剂量甲氨蝶呤治疗

甲氨蝶呤（methotrexate，MTX）剂量增至 $1g/m^2$ 以上时，可穿透血脑屏障，因此大剂量 MTX（high dose MTX，HD-MTX）可用于治疗原发、继发中枢神经系统淋巴瘤及淋巴母细胞淋巴瘤，也可以用于预防继发中枢神经系统侵犯。

HD-MTX 治疗用法：MTX $1\sim3.5g/m^2$，其中 10% 剂量 15 分钟静脉滴注，其余 90% 剂量于 3 小时内静脉滴注。

HD-MTX 治疗时应该充分水化和碱化尿液治疗，并遵循个体化治疗原则。治疗前开始多饮水，补液量每日至少 3000mL；每日 5% 碳酸氢钠 125mL 静脉滴注 q12h，调整尿液 pH 值大于 7.0；记录出入量，尿量大于 3000mL/ 日。HD-MTX 治疗前、治疗后三天内每日监测尿常规、肝肾功能、电解质。

二、亚叶酸钙解救治疗

HD-MTX 治疗后需要亚叶酸钙（calcium folinate，CF）解救治疗，并于 HD-MTX 输注 48、72 小时取静脉血（2mL，不抗凝血），检测 MTX 血药浓度（concentration of MTX，C_{MTX}）。

CF 首次解救时间为 MTX 开始后 24 小时，用法为亚叶酸钙 $15mg/m^2$　iv　q6h×12 次以上。CF 总解救剂量应小于 MTX 总剂量的 10%。CF 解救次数和剂量应根据 C_{MTX} 进行调整，并持续至 $C_{MTX} \leqslant 0.1\mu mol/L$。$C_{MTX}$ 在 48h 时大于 $0.5\mu mol/L$ 时需要加强 CF 解救。甲氨蝶呤血药浓度及亚叶酸钙解救剂量见下表。

C_{MTX}（μmol/L）	CF 剂量（mg/m²）
$\leqslant 1$	15
1～2	30
2～3	45
3～4	60
4～5	75
>5	CF 剂量 = C_{MTX}（μmol/L）× 体重（kg），CF 改为静脉点滴

三、注意事项

（1）HD-MTX-CF 剂量调整原则

① 基于肾功能的剂量调整：根据肾小球滤过率（glomerular filtration rate，GFR）的水平调整 HD-MTX 给药剂量：GFR 80～100mL/min 减至 80%；GFR 60～80mL/min 减至 70%；GFR 40～60mL/min 减至 50%；

② 基于肝功能的剂量调整：如果用药后出现血清胆红素高于 2 倍正常上限同时转氨酶高于 3 倍正常上限

时，尽量避免再次使用 MTX，并同时排查有无导致肝损伤的其他因素的存在。

（2）开始 HD-MTX 治疗前需要尽可能避免与以下几类药物联合使用：水杨酸制剂、非甾体类抗炎药、磺胺类药物、苯妥英、质子泵抑制剂、氢化可的松、头孢类抗生素、门冬酰胺酶、博来霉素、长春碱类、青霉素、氨基糖苷类抗生素等。

（3）存在胸腔积液、腹腔积液等第三间隙积液会导致 MTX 的排泄延长，建议这些患者在尽可能处理干净积液后再慎用 HD-MTX。

（执笔人：梅迪　邓丽娟）

第三节　大剂量环磷酰胺

环磷酰胺（cyclophosphamide，CTX）是淋巴瘤治疗常用化疗药物之一。大剂量 CTX 治疗而缺乏有效预防措施时，其代谢产物丙烯醛刺激膀胱可导致出血性膀胱炎，表现为膀胱刺激症状、少尿、血尿及蛋白尿。出血性膀胱炎一般在 CTX 治疗后 48 小时内出现。

一、出血性膀胱炎诊断标准

Ⅰ度：镜下血尿；

Ⅱ度：肉眼血尿；

Ⅲ度：肉眼血尿伴有血块；

Ⅳ度：血块引起尿道梗阻。

二、出血性膀胱炎的预防

（1）水化：静脉补液，可在化疗前 48h 内开始，液体量大于 3000mL/ 天。

（2）碱化：碳酸氢钠 0.5g，口服，tid；5% 碳酸氢钠 100～150mL，静滴，qd，直至尿 pH 值＞7.0。

（3）降低尿酸：别嘌醇 0.1，tid，或缓释剂型 0.25g，qd。

（4）利尿：呋塞米（速尿）20～40mg，静脉注射或肌内注射，维持尿量在 100mL/h 以上，保持尿量在 2000mL/d 以上。

（5）CTX 大于 $1g/m^2$ 时应用美司钠（总量按 CTX 量的 100%～160% 计算，分第 0、4、8、12h 静脉注射）。

备注：只要使用异环磷酰胺，不管剂量多少，均需要美司钠解救（美司钠用药量为异环磷酰胺用量的 60%，分第 0、4、8h 静脉注射）。

（执笔人：杜婷婷　应志涛）

第二章　放疗

一、放疗范围

1. 受累野放疗（involved field radiotherapy，IFRT）

推荐用于复发难治或行根治性放疗的 HL 及 NHL，靶区包括受侵部位的整个淋巴引流区域。

2.受累淋巴结部位放疗（involved-site radiotherapy，ISRT）

推荐用于化疗后达 CR/PR 的 HL 及 NHL，靶区为化疗前由临床和影像学检查（PET 显示病灶的上下界以精确定位照射野范围）确认的受侵部位。

3.受累淋巴结放疗（involved node radiotherapy，INRT）

推荐用于化疗后达 CR 或 PR 的 HL 及 NHL，靶区为化疗前 PET 显示的受累淋巴结并适当外扩。

4.结外黏膜相关淋巴瘤

临床靶区（clinical Target Volume，CTV）需包括整个受累的器官（如胃、唾液腺、甲状腺等）。

5.结外NK/T细胞淋巴瘤（鼻型）的放疗靶区

对于局限IE期CTV需包括双侧鼻腔、同侧上颌窦、双侧前筛窦和硬腭；双侧鼻腔受累的 CTV 需包括双侧鼻腔、双侧上颌窦、双侧前筛窦和硬腭；靠近后鼻孔及鼻咽的鼻部肿瘤应包括鼻咽。

二、放疗剂量

（一）HL

1.结节性淋巴细胞为主型HL

Ⅰ/Ⅱ期建议行单纯根治性放疗，放疗剂量 30～36Gy。

2.Ⅰ/Ⅱ期经典型HL

（1）预后良好组，化疗后 CR 或 PR，给予放疗

20Gy；

（2）预后不良组，化疗后 CR 或 PR，给予放疗 30Gy；

（3）对于经 PET 评估化疗后 CR 的早期 HL，仍建议行放疗 20～30Gy。

3. Ⅲ/Ⅳ期经典型 HL

（1）治疗前有淋巴结大肿块或大纵隔，化疗结束后建议放疗 30Gy；

（2）化疗后残存病灶根据 PET 评估结果给予相应剂量放疗，Deauville 评分≥3 分（或残留病灶最大径≥2.5cm）建议放疗，如 Deauville 3 分，放疗剂量为 30Gy；如 Deauville 4～5 分，给予放疗 36～40Gy。

4. 复发难治经典型 HL

挽救化疗后 CR 者给予放疗 30Gy，残存病灶者给予放疗 30～36Gy。

（二）NHL

1. B 细胞淋巴瘤

（1）惰性淋巴瘤：包括滤泡性淋巴瘤、边缘区淋巴瘤和小淋巴细胞淋巴瘤。

① 对放疗高度敏感，Ⅰ/Ⅱ期患者建议放疗剂量为 24～30Gy；

② 套细胞淋巴瘤：放疗剂量参考惰性淋巴瘤，给予 24～36Gy；

③ 2×2Gy 剂量放疗：可作为惰性淋巴瘤患者的治

疗选择，多用于姑息减症放疗，可用于部分Ⅲ期滤泡性淋巴瘤。

（2）侵袭性淋巴瘤：包括弥漫大B细胞淋巴瘤、原发纵隔B细胞淋巴瘤、高级别B细胞淋巴瘤非特指型和灰区淋巴瘤。

①Ⅰ/Ⅱ期侵袭性B细胞淋巴瘤，CHOP方案化疗后CR患者，建议放疗，放疗剂量为30～40Gy；如治疗前合并大肿块（≥7.5cm），经R-CHOP方案化疗后CR患者，建议放疗，放疗剂量为30～36Gy。化疗后PR患者，建议放疗剂量为40～45Gy。对于无预后不良因素的Ⅰ期非特殊部位的弥漫大B细胞淋巴瘤，因患者身体状况无法耐受足疗程化疗可考虑化疗后联合巩固放疗，放疗剂量同前。

②Ⅲ/Ⅳ期弥漫大B细胞淋巴瘤，治疗前有大肿块患者，建议行巩固放疗，放疗剂量为36～40Gy。

③复发难治或不适合化疗的侵袭性B细胞淋巴瘤患者，放疗剂量为40～55Gy。

2.T细胞淋巴瘤

（1）鼻腔NK/T细胞淋巴瘤：建议放疗剂量≥50Gy。化疗后CR者给予放疗剂量50Gy，化疗后有肿瘤残存或不适合化疗患者的放疗剂量为50～55Gy。

（2）外周T细胞淋巴瘤（非特殊类型）：建议化疗后CR放疗剂量为30～36Gy；化疗后PR放疗剂量为40～50Gy；如不适合化疗或复发病灶放疗剂量为40～55Gy。

三、特殊部位的淋巴瘤放疗

（1）原发中枢淋巴瘤（弥漫大 B 细胞淋巴瘤多见）：如化疗后达 CR，行全脑放疗，放疗剂量为 23.4Gy/13F；如未达 CR 或不适合化疗，建议全脑放疗 30～36Gy，残留区域补量至 45Gy。

（2）胃淋巴瘤（弥漫大 B 细胞淋巴瘤、黏膜相关淋巴瘤均可出现）：建议放疗剂量 30Gy/20F（黏膜相关淋巴瘤患者测幽门螺杆菌阴性或抗幽门螺杆菌治疗后未缓解时建议放疗），以降低消化道毒性，放疗部位为整个胃壁并根据位置变化外扩。

（3）睾丸淋巴瘤（弥漫大 B 细胞淋巴瘤多见）：照射剂量为 20～30Gy，1.5～2.0Gy/F；Ⅰ期需包括阴囊和对侧睾丸，Ⅱ期对侧睾丸＋腹盆腔淋巴结。

（4）眼眶淋巴瘤（边缘区淋巴瘤多见）：如为惰性淋巴瘤，为保护周围正常组织，放疗剂量为 24～25Gy，1.5～2.0Gy/F，放疗部位为整个眶骨，如病灶局限于结膜，放疗范围包含整个结膜囊和局部眼睑浸润。

（执笔人：李帅　朱向高　李永恒）

第三章　自体造血干细胞移植

一、自体造血干细胞移植适应证

自体造血干细胞移植可以作为对化疗敏感、年轻、预后不良侵袭性淋巴瘤患者的一线治疗，也可以作为复发、难治淋巴瘤的挽救治疗。

1.自体造血干细胞移植作为下列类型淋巴瘤标准治疗方案

挽救治疗敏感的复发难治弥漫大 B 细胞淋巴瘤（diffuse large B-cell lymphoma，DLBCL）、挽救治疗敏感的复发难治霍奇金淋巴瘤、65 岁以下套细胞淋巴瘤（mantle cell lymphoma，MCL）的一线巩固治疗。

2.北京大学肿瘤医院淋巴瘤科建议下列类型淋巴瘤行自体造血干细胞移植

（1）一线巩固治疗

① 侵袭性外周 T 细胞淋巴瘤（peripheral T-cell lymphoma，PTCL），除外 ALK+ 间变大细胞淋巴瘤；IPI≥2 强烈建议，IPI 0～1 可考虑；

② IPI≥4 的 ALK+ 间变大细胞淋巴瘤；

③ Ⅲ～Ⅳ期 NK/T 细胞淋巴瘤；

④ T/B 淋巴母细胞淋巴瘤 / 白血病；

⑤ 高危伯基特淋巴瘤；

⑥ 原发及继发中枢神经系统淋巴瘤；

⑦ Ⅲ～Ⅳ期原发纵隔大 B 细胞淋巴瘤；

⑧ IPI≥3 的年轻 DLBCL；

⑨ 高级别 B 细胞淋巴瘤。

（2）挽救性巩固治疗

① 挽救治疗敏感的高危复发滤泡性淋巴瘤，例如 24 个月内疾病进展（progression of disease within 24 months，POD24）、多次复发、转化；

② 挽救治疗敏感，不适合异基因移植的 MCL 及 PTCL。

（3）对于部分患者应考虑异基因造血干细胞移植，如自体造血干细胞移植后复发、合并噬血细胞综合征、经挽救治疗后仍为疾病稳定或者疾病进展、骨髓侵犯且经治疗骨髓未缓解、某些 PTCL 一线选择（成人 T 细胞白血病 / 淋巴瘤、肝脾 γδT 细胞淋巴瘤等）、高危慢性淋巴细胞白血病 / 小淋巴细胞淋巴瘤（化疗 /BTK 抑制剂治疗失败后、治疗相关骨髓增生异常综合征、Richter's 综合征）。

二、自体造血干细胞动员和采集

1. 造血干细胞动员

（1）化疗动员（化疗 +G-CSF 动员）：动员前的化疗，可选择之前有效的化疗方案，如 CHOP、DICE、大剂量 MTX 或大剂量 CTX、大剂量 CHOP 方案，化疗后白细胞降至 1×10^9/L 左右（或化疗后 7～10 天）开始应用 G-CSF［建议剂量 10μg/(kg·d)］。

（2）稳态动员（单纯 G-CSF 动员）：剂量 10μg/(kg·d)。

2. 造血干细胞采集

（1）采集开始时机：应用 G-CSF 三至四天后开始监测外周血 CD34+ 细胞绝对计数，外周血 CD34+ 细胞绝对计数升高至 5～10/μL 以上且较前日明显升高时开始采集；如果持续监测外周血 CD34+ 细胞绝对计数均低于 5/μL，建议使用普乐沙福（0.24mg/kg），待外周血 CD34+ 细胞绝对计数升高至 10/μL 以上时开始采集。

（2）采集目标值：采集 CD34+ 细胞≥2×10^6/kg 为最佳；但 CD34+ 细胞≥1×10^6/kg 也可考虑行自体造血干细胞移植。

（3）动员及采集的时间安排及注意事项

① 初治患者，一般在化疗 4 周期后，病情缓解时采集造血干细胞。复发难治患者，挽救治疗 2 周期后，如治疗有效，应尽早考虑采集造血干细胞。

② 计划移植患者，治疗方案应避免损伤骨髓干细胞的药物如氟达拉滨或来那度胺等（造血干细胞采集前来那度胺需洗脱 2～4 周）。

三、自体造血干细胞移植常用预处理方案

1. BEAM 方案

BCNU	300mg/m^2，d–7
VP-16	100mg/m^2，q12h，d–6～d–3
Ara-C	100mg/m^2，q12h，d–6～d–3
Melphalan	140mg/m^2，d–2

2. BEAC 方案

BCNU	300mg/m^2，d–6
VP-16	75mg/m^2，q12h，d–5～d–2
Ara-C	100mg/m^2，q12h，d–5～d–2
CTX	1g/m^2，d–5～d–2

3. CBV 方案

CTX	1.25g/m^2，d–5～d–2

BCNU　　　　　300mg/m²，d–6

VP-16　　　　　200mg/m²，d–5～d–2

4. TBI/Cy方案（NK/T细胞淋巴瘤及淋巴母细胞淋巴瘤的首选方案）

TBI　　　　　12Gy/3f，d–6～d–4

CTX　　　　　60mg/kg，d–3～d–2

5. BCNU+塞替派方案（用于中枢神经系统淋巴瘤）

BCNU　　　300～400mg/m²，d–6

塞替派　　5mg/kg，q12h，d–5～d–4

四、移植后治疗

（1）滤泡性淋巴瘤（follicular lymphoma，FL）维持治疗：利妥昔单抗375mg/m²，每2月1次，共4次（既往未使用利妥昔单抗或敏感复发）。

（2）MCL维持治疗：利妥昔单抗375mg/m²，每2月1次，共3年（北京大学肿瘤医院淋巴瘤科常用方法为每3月1次共2年）。

（3）巨块或残余病灶放疗。

【参考文献】

[1] Wu M, Wang X, Xie Y, et al. Outcome and prospective factor analysis of high-dose therapy combined with autologous peripheral blood stem cell transplantation in patients with peripheral T-cell lymphomas. Int J Med Sci. 2018, 15(9): 867-874.

[2] Xie Y, Zhang Y, Zheng W, et al. Outcomes of dose-adjusted Berlin-Frankfurt-Münster-90 regimen without radiotherapy in

adolescents and adults with T cell lymphoblastic lymphoma. Med Oncol. 2015, 32(4): 110.

[3] 平凌燕, 郑文, 王小沛, 等. 98例套细胞淋巴瘤临床特点及预后分析. 中国肿瘤临床, 2014, 19: 1234-1238.

[4] 韩屹, 张天翔, 姚星星, 等. 非霍奇金淋巴瘤患者自体造血干细胞移植干细胞动员采集现状和疾病负担调查. 中国药物经济学. 2019, 14(6): 18-22.

[5] 刘卫平, 杨明子, 王小沛, 等. T淋巴细胞亚群异常与淋巴瘤自体造血干细胞移植预后转归的相关性研究. 肿瘤. 2019, 39: 372-378.

[6] 刘卫平, 吴梦, 张晨, 等. 自体造血干细胞移植治疗老年淋巴瘤19例的疗效及安全性. 中华血液学杂志, 2018, 39(12): 1033-1036.

[7] 刘卫平, 鲁俊锋, 陈新月, 等. 自体造血干细胞移植治疗HIV相关淋巴瘤一例报告并文献复习. 中华血液学杂志, 2018, 39(1): 66-68.

（执笔人：冯非儿　张晨）

第四章　常见不良反应及处理

第一节　骨髓抑制

一、白细胞减少

中性粒细胞减少性发热（febrile neutropenia，FN）是淋巴瘤治疗的重要并发症。化疗方案是 FN 最重要的预测因子。高风险方案定义为对于化疗初治患者的 FN 发生率＞20%，中等风险方案定义为 FN 发生率介于 10%～20%，低风险方案为 FN 发生率＜10%。

（一）FN 的预防

粒细胞集落刺激因子（granulocyte-colony stimulating factor，G-CSF）可用来预防 FN。

1.初级预防

（1）使用高风险化疗方案如 DA-EPOCH、ICE、HyperCVAD 等；

（2）使用中风险化疗方案（如 CHOP、GDP）并且存在以下至少 1 项危险因素：＞65 岁且全量化疗、既往接受过化放疗、持续中性粒细胞减少症、肿瘤侵犯骨髓、近期手术和（或）开放性创伤、全身体能状况较差、合并其他疾病、营养状况差、慢性免疫抑制状态。

2.次级预防

既往化疗时在未预防性使用 G-CSF 情况下发生过 FN 或剂量限制性中性粒细胞减少性事件，可在下次化疗后预防性使用 G-CSF。

（二）G-CSF 的使用方法

1.重组人粒细胞集落刺激因子

（1）治疗性使用：每日剂量 2～5μg/kg，直至中性粒细胞绝对值（absolute neutrophil count，ANC）恢复到 5×10^9/L 或以上；

（2）预防性使用：化疗结束后 24～72 小时开始应用，直至经过 ANC 低点恢复至 5×10^9/L 或以上。

2.聚乙二醇化重组人粒细胞集落刺激因子

（1）每个疗程单次使用 6mg（体重 >45kg），在化疗结束后 24～72 小时给予；

（2）使用长效 G-CSF 的化疗方案间期至少为 2 周。

二、血小板减少

（1）重组人白细胞介素 -11（interleukin-11，rhIL-11）：推荐剂量 25～50μg/（kg·d）。

（2）重组人血小板生成素（thrombopoietin，TPO）：推荐剂量 300U/（kg·d）。

（3）TPO 受体激动剂：艾曲泊帕、阿伐曲泊帕、海曲泊帕。

三、贫血

（1）胃肠外铁的使用：建议行血清铁四项检查，根据血清铁蛋白和转铁蛋白饱和度水平判断铁缺乏的情况，决定是否给予口服或静脉铁剂的治疗。

（2）重组人促红素（erythropoietin，EPO）：淋巴瘤化疗导致的贫血，可在评估血栓形成的危险因素后酌情考虑使用 EPO，但是需注意可治愈类型的淋巴瘤不推荐使用 EPO。

（执笔人：胡少轩　涂梅峰）

第二节　消化道反应

化疗相关恶心呕吐（chemotherapy-induced nausea and vomiting，CINV）是常见的肿瘤治疗相关不良反应，

严重影响患者的生活质量，并可能导致化疗方案的减量和提前终止。按发生时间，CINV 分为急性、延迟性、预期性、爆发性、难治性 5 种类型。

一般可将抗肿瘤药物分为高度、中度、低度和轻微 4 个致吐风险等级，是指如不予以预防处理，呕吐发生率分别为＞90%、30%～90%、10%～30% 和＜10%。

1.分层治疗

（1）高度致吐风险：推荐 3～4 种药物联合，包括 5- 羟色胺受体拮抗剂（5-hydroxy trptamine receptor antagonist，5-HT3RA）、NK1 受体拮抗剂（neurokinin-1 receptor antagonist，NK-1RA）、地塞米松、奥氮平。

（2）中度致吐风险：推荐 2～3 种药物联合，包括 5-HT3RA、NK-1RA、地塞米松。

（3）低度致吐风险：任选上述药物中的 1 种，首选 5-HT3RA。

（4）轻微致吐风险：通常不需要预防性给予止吐药物。

2.个体化治疗

（1）爆发性呕吐：增加不同作用机制药物；连续用药；增加非口服途径；对症支持治疗；寻找原因加强预防。

（2）预期性 CINV：预防是关键，行为治疗、物理治疗、抗焦虑治疗。

（3）放射性呕吐：每天放疗的预处理为应用格拉司琼或昂丹司琼 ± 地塞米松；放化疗同步的参考化疗所

致恶性呕吐的预防。

（4）口服化疗药所致呕吐：高至中度致吐风险首选一种 5-HT3RA，低度致吐风险也可选甲氧氯普胺或丙氯拉嗪。

3.方案调整

（1）增加 NK-1RA；调整三联药物为四联药物；增加其他机制药物；调整用药频率；增加抗焦虑药物；增加抑酸药。

（2）评估非化疗相关原因：脑转移、电解质异常、肠道肿瘤浸润或其他胃肠道异常、其他合并症。

（执笔人：赵林俊　刘卫平）

第三节　乙型肝炎病毒再活动

淋巴瘤患者常合并乙型肝炎病毒（hepatitis B virus，HBV）感染[1]，在治疗过程中可能会出现 HBV 再活动，引起严重的肝功能损害，影响患者的治疗和预后[2]。已有研究证实，激素蒽环类药物、利妥昔单抗均可明显增加 HBV 再活动的风险。

一、HBV 再活动的定义

（1）HBsAg 阳性患者出现下述情况：

① HBV DNA 较基线升高≥2 log10 IU/mL；

② HBV DNA 由阴性转为阳性且≥100 IU/mL；

③ 缺乏基线 HNV DNA 者，HBV DNA≥20000 IU/mL。

（2）HBsAg-/HBcAb+ 患者出现下述情况：

① 血清 HBV DNA 转为阳性；

② 血清 HBsAg 转为阳性。[3]

二、HBsAg 阳性患者的处理

HBsAg 阳性患者在开始免疫抑制剂及化疗药物前一周，或至少同时应用抗病毒治疗，优先选用恩替卡韦或替诺福韦酯抗病毒治疗。预防性抗 HBV 治疗应持续至免疫化疗结束后至少 12 个月[4]。对于应用利妥昔单抗或进行造血干细胞移植患者，在免疫抑制治疗结束至少 18 个月后方可考虑停用抗病毒药物。停用抗病毒药物后可能会出现 HBV 复发，甚至病情恶化，应随访 12 个月，期间每 1～3 月监测 HBV DNA。

备注：在预防性抗病毒治疗的作用被充分认识之前的时代，众多研究证实高 HBV DNA 载量是 HBV 再活动的危险因素；但是在目前的预防性抗病毒时代，尚无循证医学证据表明高 HBV DNA 载量影响化疗乃至免疫化疗的进行。

三、HBsAg(-)/HBcAb(+) 患者的治疗

HBsAg(-)/HBcAb(+) 患者需要进行 HBV DNA 检测，如果 HBV DNA 阳性，则需要预防性抗病毒治疗；如果 HBV DNA 阴性，可考虑预防性抗病毒治疗，亦可密切监测 HBV DNA 和 ALT 的变化情况，监测频率至少每月 1 次；一旦出现 HBV DNA 转为阳性，应该诊断为 HBV 再活动，需要复查 HBsAg 及 HBeAg 等指标，并及时加用抗病毒治疗[5]。

备注：虽然有些指南推荐使用利妥昔单抗等药物时

需要预防性使用抗病毒药物，但是大部分 real-world 研究数据提示此类患者发生 HBV 再活动的风险较低（通常小于 5%），尤其是 HBsAb 阳性者的 HBV 再活动发生率更低。因此对这部分患者是否需要预防性抗病毒治疗，应该根据血清学检查（HBsAb 是否阳性）、影像学检查（关注是否存在肝纤维化、肝硬化）、经济情况（医保能否报销、经济承受能力）以及抗肿瘤治疗方案等情况进行综合判断。

【参考文献】

[1] 刘卫平, 郑文, 王小沛, 等. 405 例非霍奇金淋巴瘤患者乙型肝炎病毒感染率分析. 中华血液学杂志. 2011, 32(8): 521-524.

[2] Liu WP, Zheng W, Song YQ, et al. Hepatitis B surface antigen seroconversion after HBV reactivation in non-Hodgkin's lymphoma. World J Gastroenterol. 2014, 20(17): 5165-5170.

[3] Hwang JP, Lok AS. Management of patients with hepatitis B who require immunosuppressive therapy. Nat Rev Gastroenterol Hepatol. 2014, 11(4): 209-219.

[4] Liu WP, Xiao XB, Xue M, et al. Prophylactic Use of Entecavir for Lymphoma Patients With Past Hepatitis B Virus Infection: A Randomized Controlled Trial. Clin Lymphoma Myeloma Leuk. 2019, 19(2): 103-108.

[5] Liu WP, Wang XP, Zheng W, et al. Hepatitis B virus reactivation after withdrawal of prophylactic antiviral therapy in patients with diffuse large B cell lymphoma. Leukemia Lymphoma. 2016, 57(6): 1355-1362.

（执笔人：朱立立　刘卫平）

第四节　间质性肺炎

淋巴瘤化疗诱导的间质性肺炎发生率为4%～5%，临床表现多种多样，主要症状有突发或渐进性呼吸困难、干咳、胸痛、发热、低氧血症，但是这些症状无特异性，轻者可无任何症状或体征，重者可出现呼吸衰竭甚至死亡。[1]

淋巴瘤治疗过程中所使用的多种治疗药物，比如利妥昔单抗、博来霉素、环磷酰胺等均可以诱发间质性肺炎。但是需要注意的是，卡氏肺胞子菌、巨细胞病毒、结核杆菌、真菌感染等也可以导致间质性肺炎，因此鉴别诊断至关重要。

糖皮质激素是治疗化疗诱导的间质性肺炎的主要药物[2]。但是应该注意糖皮质激素并不能预防化疗过程中的间质性肺炎的发生。

备注：（1）基于患者的症状、体征、影像学检查，如果病情缓解，则应该逐渐减停激素。

（2）鉴于再次给药时出现间质性肺炎复发的风险较高，因此需要全面权衡抗肿瘤治疗所带来的风险和获益。

（3）ESMO指南对激素起始治疗用法用量的推荐，见下表。

分级	表现	治疗
1级	无症状	不需干预
2级	有症状	泼尼松1～2mg/(kg·d)　po 甲泼尼龙1～2mg/(kg·d)　iv
3级	严重症状	甲泼尼龙1g/d　iv
4级	危及生命	紧急干预（气管插管等）

【参考文献】

[1] Liu WP, Wang XP, Zheng W, et al. Incidence, clinical characteristics, and outcome of interstitial pneumonia in patients with lymphoma. Ann Hematol. 2018, 97(1): 133-139.

[2] Haanen JBAG, Carbonnel F, Robert C, et al. Management of toxicities from immunotherapy: ESMO Clinical Practice Guidelines for diagnosis, treatment and follow-up. Ann Oncol. 2018, 29(Suppl 4): iv264-iv266.

（执笔人：丁红红　刘卫平）

第五节　静脉血栓栓塞性疾病及心血管相关疾病

静脉血栓栓塞性疾病（venous thromboembolism，VTE）是恶性肿瘤的重要并发症之一，发生率为4%～20%，也是导致肿瘤患者死亡的主要原因之一。VTE是包括深静脉血栓形成（deep vein thrombosis，DVT）和肺血栓（pulmonary embolism，PE）在内的一组血栓栓塞性疾病。高龄、肥胖、卧床、化疗、激素治疗及中心静脉置管等均为VTE发生的高危因素。

一、VTE的诊断

1.DVT

（1）典型临床症状包括患侧肢体疼痛、下肢非对称性水肿（双下肢周径相差＞1cm有意义）。

（2）血管超声检查是初步诊断DVT的首选静脉影像学方法，D-二聚体检查用于肿瘤患者的DVT诊断效力有限。

2.PE

（1）典型的临床症状包括不明原因的呼吸急促、胸痛、心动过速、晕厥、氧饱和度下降，但并非所有 PE 都存在这些临床典型症状。

（2）建议 CT 血管造影（CTA）检查作为初步诊断 PE 的首选方法，不推荐 D-二聚体检查用于肿瘤患者的 PE 诊断。

二、VTE 的预防与治疗

（1）住院肿瘤患者为 VTE 高危人群，如无出血禁忌且对需要长期卧床或有大包块压迫影响静脉回流者可考虑行预防性抗凝治疗。

（2）导管相关 DVT：确诊后如无抗凝禁忌即给予抗凝治疗，首先选用低分子肝素（短期抗凝更为推荐）或利伐沙班。

① 低分子肝素 0.1mL/10kg q12h，最大剂量不超过 0.6mL q12h。

② 利伐沙班口服抗凝治疗，前 21 天急性期治疗剂量为 15mg bid，21 天后改为 20mg qd。

③ 抗凝时间至少 3 个月，或与中心静脉置管时间相同。

④ 抗凝治疗过程中注意化疗后血小板减低的情况，若血小板 $<50 \times 10^9/L$，建议暂停抗凝。

（3）其他 VTE：治疗剂量同导管相关深静脉血栓。

三、肿瘤相关心血管疾病

随着肿瘤患者生存率的显著提高，心血管毒性所致疾病成为长期生存者的第二大死亡原因。肿瘤治疗相关的心脏毒性以心肌功能不全和心力衰竭、冠状动脉疾病、心律失常、高血压及血栓栓塞疾病等最为常见。

淋巴瘤治疗过程中或治疗结束后会有部分患者发生与化疗药物或免疫靶向治疗相关的心血管事件。其中常见的化疗药物包括蒽环类（剂量依赖性）、烷化剂CTX、铂类药物等，免疫靶向治疗相关药物主要包括PD-1、PD-L1 单抗及 BTK 抑制剂等。

（1）患者治疗前使用心脏超声（关注 LVEF 及舒张功能）、心电图及心脏标志物包括心肌酶谱、cTnI、BNP 评估心功能。

（2）使用蒽环类药物化疗者心脏毒性分为急性（给药后几小时或几天内发生，常为一过性可恢复）、慢性（给药 1 年内发生，最终可致心衰）和迟发性（治疗结束后数年发生，可表现为心衰、心律失常等）。使用该药物治疗过程中在患者出现心慌、胸闷、憋气等相关症状时，整体治疗结束后可监测 LVEF、cTnI 及 BNP 指标有助于及早判断心血管事件发生风险。

（3）治疗过程中患者出现心律失常、胸闷胸痛、难以控制的高血压等表现及早到心内科就诊。注意化疗过程中出现的恶心、呕吐等消化道反应与急性冠脉综合征表现的鉴别；对于心律失常要特别关注 QTc 延长（QTc>500ms 或较基线增加 60ms），因其可导致致命性尖端扭转室速，注意纠正电解质异常，尤其是低钾、低镁等诱因；对于高危患者如既往使用过一定剂量的蒽环类药物、女性、高血压病史者要更加关注上述症状及心电图和实验室指标变化。

（4）PD-1 抗体治疗过程中心脏事件可见心律失常如房室传导阻滞乃至心肌炎等严重并发症，每次疗前可监测心电图，有新发胸闷、憋气等症状时监测 TnI、BNP 及炎性因子 CRP、ESR 等指标，如有异常及时心内科就诊。

（5）患者治疗结束随访过程中需关注患者近远期心血管事件，尤其对于＞65 岁老年患者或＜18 岁的年轻患者、使用过≥6～8 周期蒽环类药物、接受过胸部放疗、PD-1 抗体等免疫治疗或既往有高血压等心血管病史等人群可定期进行心脏超声、心电图及心肌酶谱检查，出现异常及相关症状及时心内科就诊。

（执笔人：张晨）

第六节　淋巴瘤相关淋巴水肿及乳糜胸

一、淋巴水肿

淋巴瘤患者的淋巴水肿多由原发病所致淋巴结肿大压迫、阻塞淋巴回流造成继发性淋巴水肿，部分患者会出现放化疗相关淋巴水肿。淋巴水肿早期为可恢复的可凹性的水肿，晚期可出现非可凹性水肿、象皮肿，严重可继发蜂窝织炎、淋巴管炎等并发症。

1.诊断及鉴别诊断

通过临床问诊及查体确认有无淋巴水肿、可能的诱因及评估水肿程度。肿瘤患者深静脉血栓易和淋巴水肿混淆或并发，建议行血管超声检查以排查水肿部位是否存在深静脉血栓。淋巴系统成像检查（如淋巴管造影、淋巴核素造影、磁共振淋巴造影等）可作为原因不明淋巴系统病变诊断的重要检查项目。

2.治疗

对于淋巴瘤所致淋巴水肿，应积极进行原发病治疗，多数淋巴水肿随原发病好转可改善，治疗同时需依据是否合并深静脉血栓酌情联合抗凝治疗。原发病改善后仍无法恢复的淋巴水肿推荐去淋巴水肿专科诊治，以明确病因，通过相应治疗缓解症状、延缓进展、减少并发症的发生。其治疗方式主要分为保守治疗和手术治疗两大类。综合消肿治疗（CDT）是应用较为广泛的保守治疗方法，第一阶段为强化治疗，包括手法淋巴引流、绷带包扎、皮肤护理等；第二阶段为长期持续的手法和压力装置引流，用来巩固第一阶段的效果。此外，利尿剂、抗生素等药物的应用对缓解症状、控制并发症等有作用。若采用手术治疗，手术治疗前需完善淋巴系统影像学检查。无论接受保守治疗或手术治疗，病人都需要注意皮肤护理、保持理想体重，并要适当运动及肢体抬高等。

二、乳糜胸

乳糜胸是指淋巴管中的乳糜液外漏于胸膜腔内。根据病因可以分为创伤性和非创伤性乳糜胸。淋巴瘤引起的乳糜胸多为肿瘤直接侵犯或压迫淋巴管引起的非创伤性乳糜胸，手术（如中心静脉导管置入术）是引起创伤性乳糜胸的主要原因。乳糜胸胸腔积液中的细胞以淋巴细胞为主，因此感染性乳糜胸比较少见。

1.诊断及鉴别诊断

当患者胸腔积液引流呈乳糜状、浑浊或血性时，需评估是否有乳糜胸，可通过检测胸腔积液的白细胞计数、总蛋白、乳酸脱氢酶（LDH）、细胞学、微生物培养和革兰染色、甘油三酯和胆固醇水平、乳糜颗粒和胆固醇结晶等明确诊断。怀疑乳糜胸的病人，如果胸腔积液甘油三酯水平>110mg/dL（>1.24mmol/L），可以临床诊断乳糜胸。胸腔积液甘油三酯水平<110mg/dL（0.56～1.24mmol/L）时，可以通过胸腔积液脂蛋白电泳检测乳糜颗粒确定诊断。胸腔积液甘油三酯水平<50mg/dL（<0.56mmol/L）的乳糜胸很少见。

乳糜胸主要的鉴别诊断为脓胸和胆固醇性胸腔积液（假性乳糜胸）。脓胸可以伴有发热等感染相关症状，胸腔积液病原学检测可能检出病原体。胆固醇性胸腔积液极为少见，其胸腔积液胆固醇水平高，甘油三酯含量低。

确诊乳糜胸的病人，可以通过CT检查评估淋巴管异常部位，查找乳糜漏来源。淋巴系统成像技术可以判断淋巴回流状态、淋巴漏的部位、有无淋巴系统解剖异常等。

2.治疗

淋巴瘤相关乳糜胸以治疗原发病为主要治疗手段。当原发病改善后仍无法控制乳糜胸时推荐去淋巴水肿专科诊治，根据病因、症状、胸腔积液量、胸腔积液生成速度、病人临床情况等综合考虑治疗方法。少至中量乳糜胸的病人可以采用胸腔引流、低脂饮食、全肠外营养、生长抑素等保守治疗。大量乳糜胸或保守治疗无效的病人，通常需要介入或手术治疗。

（执笔人：冷馨　吴梦）

第七节　生育力保存

生育力保存是指使用手术、药物或辅助生殖技术等对存在不孕或不育风险的成人或儿童提供帮助，保护其生殖内分泌功能并产生遗传学后代。随着淋巴瘤患者生存的不断改善以及发病年龄年轻化，在患者诊断明确后尽早告知抗肿瘤治疗可能导致生育问题，建议任何有生育要求或未完成生育的患者进行生育力保存的咨询。应尽可能在启动肿瘤治疗前实施生育力保存。

一、影响生育力的因素

影响生育力的因素主要有化疗、放疗、免疫抑制剂。

（1）不同的化疗药物对性腺的损伤程度不一。其中烷化剂类对性腺损伤尤其明显。

（2）放疗对性腺的毒性是直接的，2Gy即可导致卵巢功能不可逆的损伤。颅脑放疗可导致中枢性性腺功能减退。

（3）造血干细胞移植包括含 TBI/ 大剂量 CTX 预处理化疗是影响生育力的高风险因素。

备注：性腺毒性化疗药物危险分级见下表。

分级	药物
低危	甲氨蝶呤
	长春花碱
	博来霉素
中危	顺铂
	多柔比星
高危	环磷酰胺
	甲基苄肼
	美法仑
	氮芥
	苯丁酸氮芥
	白消安

二、女性生育力保存

（1）胚胎冻存和卵母细胞冻存是目前较为成熟的生育力保存方法，需要一定的时间进行控制性卵巢刺激。已婚患者可选择胚胎冻存或卵母细胞冻存，未婚患者可选择卵母细胞冻存。

（2）除卵母细胞 / 胚胎冻存外，还可酌情选择卵巢组织冻存（目前是青春期前女性唯一方法）、GnRH-a 注射、卵巢移位手术（拟行盆腔放疗者）等。

三、男性生育力保存

（1）精子冷冻保存是有效的男性生育力保存方法。

（2）强烈推荐有生育要求的青春期后和成年男性肿瘤患者在启动抗肿瘤治疗前咨询生殖男科医师行生育力保存。

（执笔人：丁红红　张晨）

第八节　肿瘤溶解综合征

肿瘤溶解综合征是指某些类型淋巴瘤因肿瘤负荷高并对化疗敏感，在有效化疗后肿瘤细胞大量溶解破坏，快速释放其内容物而导致的一组代谢异常和电解质紊乱的症候群。

一、诊断

常在初次化疗后 1～7 天内发生。某些类型淋巴瘤因肿瘤负荷高、增殖速度快，甚至无任何化疗，也可发生肿瘤溶解综合征。最常见于伯基特淋巴瘤、弥漫大B 细胞淋巴瘤、淋巴母细胞淋巴瘤及慢性淋巴细胞白血病等。

可表现为恶心、呕吐、呼吸急促、腹痛、抽搐、意识变差、尿量变少甚至心律不齐等。实验室指标异常包括高尿酸、高血钾、高血磷、低血钙（三高一低）、肌酐升高。

二、预防和治疗

（1）肿瘤负荷大且对化疗敏感者：可先行激素治疗或小剂量化疗（预治疗）。

（2）一般处理：心电监护，48 小时内复查血生化，尿常规检查每天 2 次。

（3）水化：静脉补液及大量饮水，可在化疗前 48h 内开始，液体量大于 3000mL/d。

（4）碱化：碳酸氢钠 1.0g　tid，必要时 5% 碳酸氢钠 100～150mL 静滴，维持尿 pH 值＞7.0。

（5）降低尿酸：别嘌醇 0.1g　tid，或缓释剂型 0.25g qd。

（6）利尿：呋塞米 20～40mg 静脉注射或肌内注射，保持尿量在 2000mL/d 以上，或每小时尿量大于 100mL。

（7）降低血钾：10% 葡萄糖注射液 500mL+ 胰岛素 8～10U 静脉滴注。

（8）低钙血症：一般无需补钙，仅在低钙导致明显症状时补钙。

（9）急性肾功能衰竭：尽早血液透析。

（执笔人：杜婷婷　汤永静　应志涛）

第九节　免疫相关不良反应的处理

一、定义

以 CTLA-4、PD-1/PD-L1 单抗为代表的免疫检查点抑制剂（immune checkpoint inhibitor，ICPi）的作用机制不同于传统的细胞毒药物，它是通过解除机体免疫抑制，增强自身免疫功能，从而发挥抗肿瘤作用。因此其相关的不良反应比较独特，称为免疫相关不良反应（immune-related adverse events，IRAE）。

IRAE 可以发生于各个器官或组织，发生率约为 70%，最常累及皮肤、内分泌系统、肝脏、胃肠道及肺脏，其他组织器官虽然少见，但有可能相对更严重，甚至危及生命，如中枢神经系统毒性及心肌炎等。大多数 IRAE 为 I/II 级，≤2% 表现为 III/IV 级；多发生于用药 1～6 月内，少数可发生于 1 年后。

二、诊断及评估

结合相应的临床表现、实验室检查及影像学改变并排除可能的其他原因后，才能考虑 ICPi 所致的 IRAE。对 IRAE 的早期识别并及时干预对于其管理至为重要，因此，患者在用药前应被告知免疫治疗潜在的不良事件，使用中严密监测；一旦发生可疑症状，应及时就诊；如果疑诊 IRAE，需及时处理。

在开始治疗前，应对患者进行全面评估，包括病史及家族史、一般情况、自身免疫病史、实验室（包括甲状腺功能等）及影像学检查。对于特殊人群，如正在接受免疫抑制剂治疗的自身免疫病患者、异基因造血干细胞移植或器官移植者，目前经验不多，使用需谨慎。

三、治疗

多数 IRAE 对激素敏感，常在 6～12 周内缓解；少数对激素耐药者，可以加用其它免疫抑制剂，如 TNFα 拮抗剂等。

目前尚缺乏针对 IRAE 进行有效处理的前瞻性数据，ESMO、ASCO 及 NCCN 相继发布了 IRAE 处理指南；但是由于 IRAE 可累及各个器官或组织，多为排除性诊断，因此临床上需强调多学科的合作和处理。

1. IRAE 总体的分级管理原则

见下表[1]。

分级	住院级别	糖皮质激素	其他免疫抑制剂	ICPi 治疗
G1	无需住院	不推荐	不推荐	继续使用
G2	无需住院	局部使用激素，或全身使用激素，口服泼尼松 0.5～1mg/(kg·d)	不推荐	暂停使用
G3	住院治疗	全身使用激素，泼尼松口服/甲泼尼龙静脉 1～2mg/(kg·d)，若症状缓解，逐渐缓慢减停	若激素治疗 3～5 天症状不能缓解，在专科医师指导下使用	停，基于患者风险/获益比讨论是否恢复治疗
G4	住院治疗，考虑收入 ICU 治疗	全身使用激素，甲泼尼龙 iv 1～2mg/(kg·d)×3 天，若症状缓解，逐渐缓慢减停	若激素治疗 3～5 天症状不能缓解，在专科医师指导下使用	永久停用

注：（1）为避免 IRAE（尤其肺炎或肝炎）复发，糖皮质激素递减可能需要较长时间，一般>4周，有时需要6～8周或更长时间；
（2）某些 IRAE（如甲状腺等内分泌系统 IRAE），可以采用相应激素补充，而不需要糖皮质激素治疗；
（3）警惕长期使用激素的机会性感染问题，包括细菌、真菌、结核、病毒和寄生虫（如PCP）感染等。

2. 常见的 IRAE 处理原则[1,2,3]

（1）免疫相关的皮肤毒性的处理原则：见下表。

不良反应	临床表现	分级	处理措施
斑丘疹	最常见，扁平斑疹或隆起丘疹，常影响上半身，向心性扩散，可伴瘙痒	轻度：累及皮肤表面积(BSA)<10%	不必停药；局部使用润肤剂；可口服抗组胺药物；受累区域局部使用中效类固醇药物
		中度：累及BSA 10%～30%；影响工具性日常生活活动(iADLs)	可考虑暂停ICPi；局部使用润肤剂；可口服抗组胺药物；受累区域局部使用强效类固醇药物；和/或泼尼松0.5～1mg/(kg·d)（至症状改善，毒性恢复≤1级，随后于4～6周内减停）
		重度：累及BSA>30%；影响日常生活活动	停止ICPi；受累区域局部使用强效类固醇药物；泼尼松0.5～1mg/(kg·d)[若无改善，可加至2mg/(kg·d)]；皮肤科急会诊；考虑住院治疗
瘙痒	强烈的瘙痒感	轻度：轻微或局限的瘙痒感	不必停药；口服抗组胺药物；使用中效类固醇药物
		中度：强烈或广泛瘙痒感；同敏性发作；因搔抓引起皮肤改变（如水肿、丘疹、脱屑、苔藓样、渗出或结痂）	在加强监护治疗下可以考虑继续ICPi；口服抗组胺药物；受累区域局部使用强效类固醇药物；咨询皮肤科
		重度：强烈或广泛的痒感；持续性：影响生活活动和睡眠	停止ICPi；口服抗组胺药物；泼尼松/甲泼尼龙0.5～1mg/(kg·d)；可考虑给予GABA激动剂（加巴喷丁、普瑞巴林）；难治性病例，可考虑给予阿瑞匹坦或奥马珠单抗；皮肤科会诊

续表

不良反应	临床表现	分级	处理措施
大疱性皮炎	皮肤的炎症性改变，以大疱为基本损害	轻度：累及BSA＜10%	停止ICPi；受累区域局部使用强效类固醇药物
		中度：累及BSA10%～30%；疼痛性水疱；影响iADLs	停止ICPi；泼尼松/甲泼尼龙0.5～1mg/(kg·d)
		重度：累及BSA＞30%，影响日常生活	永久停药；泼尼松/甲泼尼龙1～2mg/(kg·d)；收住院；皮肤科、眼科和泌尿科会诊
Stevens-Johnson综合征（SJS）	影响皮肤和黏膜的超敏反应综合征	重度/威胁生命：累及BSA＞30%；伴水电解质紊乱；需入住ICU或烧伤病房	永久停药；泼尼松/甲泼尼龙1～2mg/(kg·d)；收住院；皮肤科、眼科和泌尿科会诊
中毒性表皮坏死松解症TEN			

（2）免疫相关的内分泌系统毒性处理原则：见下表。

不良反应	临床表现		处理措施
无症状、亚临床型甲减	TSH升高，FT₄正常	TSH 4～10；无症状	继续ICPi；每4～6周监测甲状腺功能
		TSH ＞10	继续ICPi；考虑给予左甲状腺素钠
临床型、原发性甲减	TSH升高，FT₄降低		继续ICPi；内分泌科就诊；甲状腺激素替代治疗；排除伴发的肾上腺皮质功能不全

不良反应	临床表现	处理措施
甲状腺毒症	TSH受抑制，FT_4正常（亚临床型）或升高（临床型）	(1) 如无症状，可继续ICPi； (2) 如有症状，可酌情给予普萘洛尔(10～20mg q4～6h)/阿替洛尔/美托洛尔控制症状，至症状缓解； (3) 4～6周后复查甲功，不需进一步治疗：如好转，行甲状腺核素扫描以明确是否真正的甲亢或Graves病； (4) 甲状腺毒症通常是暂时的，往往进展为甲减

（3）免疫相关性肺炎处理原则：免疫相关性肺炎发生率低，为2%～5%，对于所有新发的呼吸系统症状者，均应完善胸部CT检查，建议完善常规行血气分析（或指尖氧饱和度监测）。对于≥2级的肺炎，如有可能行气管镜检查（肺泡灌洗）排除感染。具体处理原则见下表。

定义	分级	处理措施
肺实质局灶性或弥漫性炎症（CT上通常表现为毛玻璃样阴影）	G1：无症状；局限于单个肺叶或<25%的肺实质	(1) 停药； (2) 1～2周后再次评估，包括静息及活动时的氧饱和度； (3) 4周后或临床恶化时复查胸部增强CT； (4) 如影像学改善，可考虑恢复ICPi；

续表

定义	分级	处理措施
肺实质局灶性或弥漫性炎症（CT上通常表现为毛玻璃样阴影）	G2：出现新症状或症状加重，包括气促、咳嗽、胸痛，发热和需吸氧	(1) 停药； (2) 呼吸科就诊； (3) 进行感染排查； (4) 胸CT； (5) 可行支气管镜肺泡灌洗； (6) 如不能完全排除感染，经验性使用抗生素； (7) 泼尼松/甲泼尼龙1~2mg/(kg·d)，如48~72h后没有缓解，按G3~G4级治疗； (8) 如果肺炎消退≤1级且已经停用激素，经充分评估风险/获益比后可考虑恢复复ICPi治疗
	G3：严重的症状，累及所有肺叶或>50%的肺实质，影响日常生活。 G4：危及生命	永久停药；呼吸科急诊；进行感染排查；住院治疗；支气管镜肺泡灌洗以排除感染和肿瘤侵犯，48h内评估，经验性排除感染，如不能完全排除感染，经验性使用抗生素（多需≥6周）；48h后激素逐渐减停，甲泼尼龙1~2mg/(kg·d)，48h后如无改善，可加用： (1) 英夫利西单抗5mg/kg iv，14天后可酌情给予第二剂； (2) 吗替麦考酚酯1~1.5g bid，随后在呼吸科指导下减停； (3) 静脉注射人免疫球蛋白

【参考文献】

[1] 免疫检查点抑制剂相关的毒性管理指南. CSCO指南2021版.

[2] Management of Immunotherapy-Related Toxicities. NCCN guideline 2021;v2.

[3] Brahmer JR, Lacchetti C, Schneider BJ, et al. Management of Immune-Related Adverse Events in Patients Treated With Immune Checkpoint Inhibitor Therapy: American Society of Clinical Oncology Clinical Practice Guideline. J Clin Oncol. 2018, 36: 1714-1768.

[4] Gao B, Lin N, Wang S, et al. Minimal change disease associated with anti-PD1 immunotherapy: a case report. BMC Nephrol. 2018, 19(1): 156.

（执笔人：林宁晶）

第十节　CAR-T细胞治疗相关毒性的处理

嵌合抗原受体 T 细胞（chimeric antigen receptor T Cells, CAR-T）治疗相关毒性反应主要包括细胞因子释放综合征（cytokine release syndrome, CRS）和免疫效应细胞相关神经毒性综合征（immune effector cell-associated neurotoxicity syndrome, ICANS）。

一、CRS

1. 分级

发热是 CRS 最早的临床表现，也是发生 CRS 的重要标志，而 CRS 的严重程度由低血压和低氧血症决定。患者可能同时伴有心律失常、心肌病、QTc 间期延长、心脏传导阻滞、肾功能衰竭、胸腔积液、肝功能异常、凝血异常等。但这些临床表现通常不单独出现，会与发热、低血压、低氧血症共同出现。而且这些器官异常的处理不会影响针对 CRS 的用药，如抗细胞因子以及激素治疗。因此，器官毒性并没有纳入 CRS 分级。细胞因子水平与 CRS 分级密切相关，但多数中心不能及时获得细胞因子数据，因此也并未将细胞因子水平纳入 CRS 分级。C 反应蛋白（C-reactive protein，CRP）和铁蛋白也未纳入 CRS 分级中，但建议在临床实施中密切监测 CRP 及铁蛋白水平变化。美国血液与骨髓移植学会对 CRS 的分级见下表[1]。

CRS 参数	1 级	2 级	3 级	4 级
发热	体温≥38℃	体温≥38℃	体温≥38℃	体温≥38℃
低血压	无	不需要升压药	需要升压药物±血管加压素	需要多种升压药物（除外血管加压素）
低氧血症	无	需要低流量鼻导管吸氧	需要高流量鼻导管、面罩，或文丘里面罩吸氧	需要正压通气（如 CPAP，BiPAP，插管或机械通气）

注：CRS 分级由发热，低血压和低氧血症中最重的因素决定；低流量鼻导管吸氧≤6L/min，高流量鼻导管吸氧>6L/min。

2. 处理原则

1 级 CRS 患者给予对症降温处理，适当补充液体。下述情况建议早期应用托珠单抗：低血压需要升压药物维持、低氧血症吸氧不能改善、1 级 CRS 发热持续 3 天。托珠单抗治疗效果不佳或者 3～4 级 CRS，建议加用激素治疗。CRS 推荐处理方式（临床医生根据患者具体情况进行调整）见下表。

CRS 分级	症状或体征	处理
1级	发热	① 补充液体； ② 对症降温：物理降温，对乙酰氨基酚或布洛芬； ③ 排除感染：血尿培养，胸部影像学检查； ④ 如患者存在粒缺，给予预防性应用抗生素，G-CSF升白； ⑤ 如果持续发热（>3天）或者难治性发热，给予托珠单抗
2级	低血压	① 补充液体； ② 如果补液效果不佳，可给予托珠单抗； ③ 24小时内无改善，按照3级处理
	低氧血症	① 低流量鼻导管吸氧； ② 如果吸氧效果不佳，可给予托珠单抗； ③ 24小时内无改善，按照3级处理
3级	低血压	① 补充液体； ② 如果既往未使用过，可给予托珠单抗； ③ 升压药物； ④ 如果补液及2次托珠单抗效果不佳，可给予地塞米松（10mg q6h）； ⑤ 考虑转入ICU
	低氧血症	① 高流量鼻导管、面罩或文丘里面罩吸氧； ② 托珠单抗及地塞米松应用原则同低血压； ③ 考虑转入ICU
4级	低血压	① 转入ICU； ② 补液，抗IL-6，升压药同3级； ③ 甲泼尼龙1g/d iv
	低氧血症	① 机械通气； ② 抗IL-6，激素同低血压

注：托珠单抗用药剂量为8mg/kg，可以间隔8小时用药，累积用药不超过4次。

二、ICANS

症状或体征为进行性发展，包括失语、意识状态变化、认知技能受损、运动减弱、癫痫和脑水肿等。

1.分级

ICANS 分级需要综合免疫效应细胞相关脑病（immune effector cell-associated encephalopathy，ICE）评分及神经系统症状和体征进行评判。ICE 评分见下表。

免疫效应细胞相关脑病（ICE）评分
定向（4分）：年，月，城市，医院； 命名（3分）：3个物体（如时钟，笔，纽扣）； 遵循指令（1分）：如伸出两个手指，闭眼睛和伸舌头； 书写（1分）：能够写标准语句（如我们的国旗是五星红旗）； 注意力（1分）：从100每隔10个数倒数

由于 ICANS 通常在 CRS 之后发生，并且经常发生在 CRS 缓解后，对托珠单抗疗效不佳，因此将 ICANS 与 CRS 视为两个独立的毒性反应。表达性失语是 ICANS 特异性症状，患者开始表现为命名物体受损、言语错乱、言语犹豫、持续言语，后续可能会进展为完全性失语，表现为表达和接受困难。其他症状像头痛、震颤、扑翼样震颤、肌阵挛和幻觉可能也会发生，但并非特异，而且不会影响对 ICANS 的治疗，因此被排除在 ICANS 分级之外。身体平衡问题可能与身体状态差和虚弱有关，也不包括在 ICANS 分级中。颅内出血可能与凝血异常有关，也被排除在 ICANS 分级之外。美国血液与骨髓移植学会对 ICANS 的分级见下表[1]。

ICANS 参数	1级	2级	3级	4级
ICE评分	7～9	3～6	0～2	0（患者不能唤醒，不能进行ICE评分）
意识下降	自然唤醒	声音唤醒	仅可通过触刺激唤醒	患者不能唤醒或者需要有力或反复触刺激唤醒；或昏迷
癫痫	N/A	N/A	任何可快速缓解的局部或全身临床癫痫；或EEG发现非惊厥性癫痫，经干预可缓解	危及生命持续癫痫（>5min）；或间期反复发生临床或电生理发作
运动障碍	N/A	N/A	N/A	深部局部运动减弱如偏瘫或下肢轻瘫
颅内压增高/脑水肿	N/A	N/A	神经影像学检查发现局灶/局部水肿	神经影像学检查发现弥漫脑水肿；去脑或去皮质姿势；或脑神经Ⅵ麻痹；或视盘水肿；或库欣三联征

注：ICANS分级由最严重的事件决定；ICE评分为0分，如果患者能够唤醒，但为完全性失语，ICANS分级为3级；ICE评分为0分，患者不能唤醒，ICANS分级为4级。

2.处理原则

（1）ICANS推荐处理方式（临床医生根据患者具体情况进行调整）见下表。

1级	① 如吞咽功能受影响，将口服药物及营养改为静脉输注； ② 躁动患者可以给予低剂量劳拉西泮或者氟哌啶醇； ③ 神经科会诊； ④ 眼底镜检查确定是否有视盘水肿； ⑤ 如可配合，行颅脑MRI或CT，腰穿确定是否脑脊液压力升高； ⑥ 如果患者后续可能发生神经毒性，给予左乙拉西坦预防癫痫发作； ⑦ 如果合并CRS，建议给予抗IL-6治疗（托珠单抗8mg/kg）
2级	① 如果合并CRS，建议给予抗IL-6治疗（托珠单抗8mg/kg）； ② 如果对抗IL-6治疗无效或未合并CRS，给予地塞米松10mg　q6h或甲泼尼龙1mg/kg　q12h； ③ 如果合并≥2级CRS，建议转入ICU

3级	① 建议转入ICU； ② 如果合并CRS，且未给予过抗IL-6治疗，建议给予抗IL-6治疗（托珠单抗8mg/kg）； ③ 激素应用原则同2级，直至症状缓解至1级后减量； ④ 每2～3天重复影像学检查
4级	① 转入ICU，机械通气； ② 抗IL-6治疗原则和影像学检查同3级； ③ 大剂量激素治疗直至症状缓解至1级后减量，如甲泼尼龙1g/d 3天，250mg q12h 2天，125mg q12h 2天，60mg q12h 2天

（2）癫痫持续状态处理原则

① 急性发作可以给予地西泮5～10mg（静脉注射每分钟不超过2mg，切记不可快推），5分钟后可以重复，注意呼吸抑制；丙戊酸钠15mg/kg静脉注射（大于10min），后1mg/(kg·h)维持；0.4g tid口服（注意肝功能损害，监测血药浓度）；咪达唑仑0.2mg/kg iv，后0.06～0.6mg/(kg·h)泵入（注意呼吸抑制，血压下降，无气管插管情况下12～24h停药）；苯巴比妥（鲁米那）200mg肌注q8h，必要时静脉注射，最大速度60mg/min（注意低血压，呼吸抑制）；

② 完善颅脑CT或MRI检查，排除其他颅脑病变；

③ 注意患者安全，预防跌倒坠床，必要时给予保护性约束；

④ 呼吸道行口咽通气道，做好插管准备，拍背吸痰，痰药敏＋抗生素；

⑤ 鼻饲增加肠内营养；

⑥ 防治应激性溃疡，便潜血检测；

⑦ 防止褥疮，每两小时翻身；

⑧ 导尿，防止泌尿系感染；

⑨ 给予口腔护理，预防口腔感染。

【参考文献】

[1] Lee DW, Santomasso BD, Locke FL, et al. ASTCT consensus grading for cytokine release syndrome and neurologic toxicity associated with immune effector cells. Biol Blood Marrow Transplant. 2019, 25(4): 625-638.

[2] Ying Z, He T, Wang X, et al. Parallel Comparison of 4-1BB or CD28 Co-stimulated CD19-Targeted CAR-T Cells for B Cell Non-Hodgkin's Lymphoma. Mol Ther Oncolytics. 2019, 15: 60-68.

[3] Ying Z, Huang XF, Xiang X, et al. A safe and potent anti-CD19 CAR T cell therapy. Nat Med. 2019, 25(6): 947-953.

[4] Ying Z, Yang H, Guo Y, et al. Relmacabtagene autoleucel (relma-cel) CD19 CAR-T therapy for adults with heavily pretreated relapsed/refractory large B-cell lymphoma in China. Cancer Med. 2021, 10(3): 999-1011.

[5] Ying Z, He T, Wang X, et al. Distribution of chimeric antigen receptor-modified T cells against CD19 in B-cell malignancies. BMC Cancer. 2021, 21(1): 198.

（执笔人：应志涛）

附 录

附录一　2016版WHO《淋巴造血组织肿瘤分类》

霍奇金淋巴瘤	
经典霍奇金淋巴瘤	结节硬化型 淋巴细胞为主型 混合细胞型 淋巴细胞消减型
结节性淋巴细胞为主型霍奇金淋巴瘤	

非霍奇金淋巴瘤	
前体淋巴细胞肿瘤	T淋巴母细胞性白血病/淋巴瘤 　- 早期T-细胞前体淋巴母白血病 B淋巴母细胞性白血病/淋巴瘤 　-B淋巴母细胞性白血病/淋巴瘤，非特指型（NOS） 　-B淋巴母细胞性白血病/淋巴瘤，具有特殊易位或基因异常（如BCR-ABL1、KMT2A、ETV6-RUNX1等） NK淋巴母细胞白血病/淋巴瘤
成熟B细胞淋巴瘤	慢性淋巴细胞白血病/小淋巴细胞淋巴瘤 　- 单克隆性B细胞淋巴细胞增生症 B-幼淋巴细胞性淋巴瘤 毛细胞淋巴瘤 *脾B细胞淋巴瘤/白血病，难以分类* 　-脾弥漫性红髓性小B细胞淋巴瘤 　- 毛细胞白血病 - 变异型 结内边缘带淋巴瘤 　- 儿童结内边缘带淋巴瘤 黏膜相关淋巴组织发生的结外边缘带B细胞淋巴瘤 脾边缘带淋巴瘤 滤泡性淋巴瘤 　-睾丸型滤泡性淋巴瘤 　-滤泡性原位瘤变 　- 十二指肠型滤泡性淋巴瘤

续表

非霍奇金淋巴瘤	
成熟B细胞淋巴瘤	儿童型滤泡性淋巴瘤 原发皮肤滤泡中心淋巴瘤 *大B细胞淋巴瘤伴IRF4重排* 套细胞淋巴瘤 　-白血病样非结性套细胞淋巴瘤 　-套细胞原位瘤变 弥漫大B细胞淋巴瘤，非特指型 　-生发中心亚型 　-活化B细胞亚型 原发中枢神经系统弥漫大B细胞淋巴瘤 原发皮肤弥漫大B细胞淋巴瘤，腿型 原发纵隔（胸腺）大B细胞淋巴瘤 T细胞/组织细胞丰富型大B细胞淋巴瘤 血管内大B细胞淋巴瘤 原发渗出性淋巴瘤 ALK阳性大B细胞淋巴瘤 慢性炎症相关弥漫大B细胞淋巴瘤 EBV阳性DLBCL，NOS *EBV阳性黏膜皮肤溃疡* 浆母细胞淋巴瘤 淋巴瘤样肉芽肿 *HHV8阳性DLBCL，NOS* 高级别B细胞淋巴瘤 　-高级别B细胞淋巴瘤伴MYC及BLC-2和/ 　　或BCL-6基因重排 　-高级别B细胞淋巴瘤，非特指型 B细胞淋巴瘤，介于弥漫大B细胞和经典霍 奇金淋巴瘤之间不能分类 伯基特淋巴瘤 *伯基特淋巴瘤伴11q异常* 淋巴浆细胞淋巴瘤 　-Waldentrom巨球蛋白血症 意义未明的IgM单克隆巨球蛋白血症 重链病（Mu/γ/α重链病） 浆细胞肿瘤 　-意义未明的非IgM单克隆性丙种球蛋白血症 　-浆细胞骨髓瘤 　-浆细胞骨髓瘤变异型（冒烟型/无症状浆 　　细胞骨髓瘤、非分泌型骨髓瘤、浆细胞 　　白血病）

	非霍奇金淋巴瘤
成熟B细胞淋巴瘤	-浆细胞瘤（骨孤立性浆细胞瘤、骨外浆细胞瘤） -单克隆性免疫球蛋白沉积症（原发淀粉样变性、轻链和重链沉积病） -浆细胞肿瘤伴随副肿瘤综合征（POEMS、TEMPI综合征）
外周（成熟）T/NK细胞淋巴瘤（按起病部位简单分类）	**（骨髓起病为主）** T细胞幼淋巴细胞白血病 T细胞大颗粒淋巴细胞白血病 侵袭性NK细胞白血病 *慢性NK细胞淋巴组织异常增生* 成人T细胞白血病/淋巴瘤 **（皮肤起病为主）** 蕈样霉菌病/Sezary综合征（MF/SS） 原发皮肤CD30阳性T细胞增殖性疾病 　-淋巴瘤样丘疹病(LyP) 　-原发皮肤间变大细胞淋巴瘤 原发皮肤γδT细胞淋巴瘤 *原发皮肤侵袭性CD8+噬表皮细胞毒T细胞淋巴瘤* *原发皮肤肢端CD8+T细胞淋巴瘤* 原发皮肤CD4+小/中等T细胞淋巴异常增生 种痘水疱样淋巴组织增殖性疾病 **（其他结外部位起病为主）** 结外NK/T细胞淋巴瘤，鼻型 肠道T细胞淋巴瘤 　-肠病相关T细胞淋巴瘤 　-单形性嗜上皮肠道T细胞淋巴瘤 　-小肠T细胞淋巴瘤，非特指型 　-*胃肠道（GI）惰性T细胞淋巴组织增值异常* 肝脾T细胞淋巴瘤 皮下脂膜炎样T细胞淋巴瘤 系统型T和NK细胞慢性活动性感染 **（淋巴结起病为主）** 外周T细胞淋巴瘤，非特指型 血管免疫母T细胞淋巴瘤和滤泡辅助T细胞（TFH）起源其它淋巴结T细胞淋巴瘤 　-血管免疫母T细胞淋巴瘤 　-*滤泡性T细胞淋巴瘤* 　-*淋巴结伴TFH表型外周T细胞淋巴瘤*

续表

非霍奇金淋巴瘤	
外周（成熟）T/NK细胞淋巴瘤（按起病部位简单分类）	ALK+间变大细胞淋巴瘤 ALK-间变大细胞淋巴瘤 *乳腺植入物相关性间变大细胞淋巴瘤* 儿童系统性EBV+T细胞淋巴瘤
移植后淋巴组织增殖性疾病（PTLD）	
浆细胞增生型PTLD、传染性单核细胞增多症型PTLD、旺炽型滤泡增生型PTLD、多形型PTLD、单形型PTLD（B细胞及T/NK细胞型）、经典型霍奇金淋巴瘤PTLD	
组织细胞及树突细胞恶性肿瘤	
组织细胞肉瘤、朗格罕斯细胞组织细胞增生症、朗格罕斯细胞肉瘤、不确定树突细胞肿瘤、指状突树突细胞肉瘤、滤泡树突细胞肉瘤、成纤维细胞网状细胞肉瘤、播散性幼年黄色肉芽肿、Erdheim-Chester病	

注：斜体为暂定名。

【参考文献】

[1] Swerdlow SH, Campo E, Pileri SA, et al. The 2016 revision of the World Health Organization classification of lymphoid neoplasms. Blood. 2016, 127(20): 2375-2390.

（执笔人：吴梦 刘卫平）

附录二 常用淋巴瘤免疫组化染色组合

目前免疫组化染色仍是淋巴瘤病理诊断、治疗靶点检测、预后评估的重要手段。现将淋巴瘤常用免疫组化染色组合（panel）列表如下，推荐加入病理科诊断系统以方便调用。

	考虑良性/非淋巴瘤病变免疫组化标志物组合		补充标志物
	包括LN反应性增生、Kikuchi淋巴结炎、Kimura病、皮病性淋巴结炎等	CD3, CD20, CD21, CD30, CD68, Bcl-2, CD1a, S100, Ki67, EBER	无症状淋巴结肿大，或有恶性肿瘤病史→CK以除外转移癌
	常见B细胞淋巴瘤免疫组化标志物组合		
大B细胞类淋巴瘤	细胞核>正常组织细胞核（≥3个正常淋巴细胞），鉴别诊断包含DLBCL、MCL-多形性亚型	CD3, CD5, CD10, CD19, CD20, CD22, CD30, Bcl-2, Bcl-6, MUM-1, C-myc, CyclinD1, Ki67, EBER	怀疑PMBL，加做CD23, P63, CK, PD-L1
中等大小B细胞类淋巴瘤	核/约合2~3个正常淋巴细胞核≈正常组织细胞核，鉴别诊断包含B淋巴母细胞（LBL）、BL、MCL-母细胞样亚型	CD3, CD5, CD10, CD19, CD20, CD22, CD79α, Bcl-2, CyclinD1, C-myc, TdT, Ki-67, EBER	怀疑Burkitt淋巴瘤，加做MYC FISH检测
小B细胞类淋巴瘤	细胞核<正常组织细胞核/<2个正常淋巴细胞大小，鉴别诊断包含FL、MALT&MZL、MCL、SLL/CLL等	CD3, CD5, CD10, CD19, CD20, CD21, CD22, CD23, CD79a, Bcl-2, Bcl-6, CyclinD1, SOX-11, LEF1, HGAL, LMO2, Ki-67	① 怀疑MALT淋巴瘤加做CD43, IgD, CK, Kappa原位杂交、Lambda原位杂交、怀疑胃MALT淋巴瘤再加做Hp；② 套细胞淋巴瘤再加做P53
浆细胞样肿瘤	鉴别诊断浆细胞瘤、浆细胞淋巴瘤、伴有显著浆细胞分化的MZL、低分化癌、肉瘤、恶性黑色素瘤等	LCA, CD3, CD20, PAX5, CD38, CD56, CD79a, CD138, ALK, C-myc, SOX10, HMB45, CK, Ki67, Kappa原位杂交, Lambda原位杂交, EBER	—
	Castleman病	CD3, CD5, CD10, CD20, CD21, CD138, Bcl-2, Bcl-6, CyclinD1, HHV8, Ki67, Kappa杂交、Lambda杂交	—

续表

	常见T细胞淋巴瘤免疫组化标志物组合	
结外NK/T细胞淋巴瘤	CD2, CD3, CD7, CD8, CD20, CD56, Ki-67, GramB, TIA-1, PD-L1, EBER	—
血管免疫母淋巴瘤（AITL）	CD2, CD3, CD4, CD5, CD7, CD8, CD10, CD15, CD21, CD20, PAX5, CD30, Bcl-6, CXCL13, PD1, ICOS, Ki-67, EBER	—
T-淋巴母细胞淋巴瘤（T-LBL）	CD1a, CD2, CD3, CD5, CD7, CD10, CD20, PAX5, CD43, MPO, TdT, Ki67, EBER	—
间变性大细胞淋巴瘤（ALCL）	LCA, CD3, CD4, CD7, CD15, CD20, PAX5, CD30, CD43, CD138, ALK, EMA, P63, Ki-67, EBER	—
外周T细胞淋巴瘤（PTCL-NOS）	CD2, CD3, CD4, CD5, CD7, CD8, CD20, PAX5, CD21, CD30, CD56, ALK, PD1, Ki67, EBER	①TFH细胞表型(CD10, BCL6, CXCL13, ICOS)；②细胞毒T细胞表型(TIA1, GramB)
皮肤T细胞淋巴瘤（PCTCL）	CD3, CD4, CD5, CD7, CD8, CD20, CD21, PAX5, CD30, CD56, CD68, CD123, ALK, GramB, TIA1, PD-L1, PD1, S100, Ki67, EBER	—
	霍奇金淋巴瘤免疫组化标志物组合	
霍奇金淋巴瘤（HL）	LCA, CD3, CD15, CD20, CD30, PAX-5, OCT2, BOB1, CD68, LMP1, ALK, EMA, Ki67, EBER	怀疑NLPHL可加做CD21, PD1（CD57）

说明：

（1）用于淋巴瘤诊断的所有免疫组化标志物表达均表达非绝对特异，应综合分析。

① 目前认为T-LBL中只有CD3是特异的谱系分谱系，其他则难以区分谱系，如CD79a为常用B细胞标志物，但可在T-LBL中表达，需注意结合谱式细胞学综合分析，防止误判为B-LBL。

② 怀疑PTCL时，出现1~2种成熟T细胞标志物（CD2、CD3、CD5、CD7等）表达减低、缺失（俗称"丢失"）或显减弱更支持诊断。

③ 部分PTCL-NOS和皮肤PTCL会异常表达CD20，一些B细胞淋巴瘤（原发渗出性淋巴瘤）也异常表达CD3，故而免疫组合中的T和B谱系标志均应包含2个以上。

④ ALK抗体选择：ALK1和ALK-Ventana（D5F3）均可，后者更为敏感。

（2）侵袭性B细胞淋巴瘤相关标志物Bcl-2/C-myc均应该报告肿瘤细胞的阳性百分比（%），方便临床评估预后及进一步分型。对于以下情况强烈推荐增加FISH双打击（MYC/BCL2/BCL6）基因检测，辅助明确是否为HGBL-DHL及进一步分型处理。

① 肿瘤具高增殖活性（如Ki67>90%，C-myc>80%）；

② Bcl2/C-myc蛋白"双高表达"；

临床提示出现病理进展或病理证实转化为大B细胞淋巴瘤。

（3）MALT淋巴瘤诊断，CK染色有助于观察"淋巴上皮病变"，免疫球蛋白轻链Kappa、Lambda核酸原位杂交有助于判断有无"轻链限制性重排"，且MALT加染Hp有助明确Hp感染相关性，必要时可加做MALT1基因和BCL10基因FISH等检测；

（4）EB病毒编码的RNA（简称EBER）原位杂交是病理科检测EBV的"金标准"，检测EBV首先选择EBER。

（5）单集免疫组化鉴别困难时，推荐增加IG/TCR基因重排检测分析。用于：

① 良恶性鉴别困难：如黏膜相关淋巴组织中B细胞/非典型增生和MALT淋巴瘤鉴别，推荐IG基因重排检测；结内/结外T细胞典型增生与结内T细胞淋巴瘤鉴别，增加TCR基因重排检测辅助明确诊断。

② 分型困难：CHL有时与"伴RS样细胞"的PTCL-NOS和AITL鉴别困难，增加IG/TCR基因重排检测辅助明确诊断，此外增加针对淋巴瘤治疗靶点设计的靶向检测也有帮助。

（6）淋巴瘤治疗相关标志物的判读：报告阳性/阴性即可CD7、CD19、CD22；CD30报告（强度+百分比）；PD-L1报告（推荐CPS评分）。

（7）经脱钙处理的骨髓组织和骨组织，均不推荐进行核酸相关的分子检测（包括EBER检测、IG/TCR基因克隆性分析、NGS等）。

（执笔人：时云飞 李向红）

附录三　分期标准

一、2014版Lugano分期（CT、MRI或PET/CT作为分期检查方法）

局限期	Ⅰ期：仅侵及单一的区域淋巴结（Ⅰ），或侵及单一结外器官不伴有淋巴结受累（ⅠE）
	Ⅱ期：侵及2个或2个以上淋巴结区域，但均在膈肌同侧（Ⅱ），可伴有同侧淋巴结区域相关局限性结外器官受累（ⅡE）（例如：甲状腺受累伴颈部淋巴结受累，或纵隔淋巴结受累直接延伸至肺脏受累）
Ⅱ期bulky*（Ⅱ期大肿块）	Ⅱ期伴有大包块者
进展期	Ⅲ期：侵及膈肌上下淋巴结区域，或侵及膈上淋巴结+脾受累（Ⅲ）
	Ⅳ期：侵及淋巴结引流区域之外的结外器官（Ⅳ）

* 2014年Lugano分期标准不再对淋巴瘤的bulky（大肿块）病灶进行具体的数据限定，只需记载最大病灶之最大径；Ⅱ期伴有大肿块的患者，应根据病理类型及疾病不良预后因素而酌情选择治疗原则，如伴有大包块的惰性淋巴瘤患者可选择局限期治疗模式，伴有大包块的侵袭性淋巴瘤患者，则应选择进展期治疗模式。

注：（1）成对器官，即同一器官有双侧部位者（如肺脏、肾脏、肾上腺、乳腺、睾丸、卵巢、眼球、腮腺等），不能被一个放射野涵盖者即为两个器官，应分为Ⅳ期。甲状腺及扁桃体除外。与预后无关。

（2）肝脏多发或弥漫病灶，视为1个结外受累器官，多部位受累，分期为Ⅳ期。

（3）侵及胸膜、胸腔积液、心包、心包积液、腹膜、腹腔积液者，不影响分期，不算作结外受累器官。

（4）扁桃体、脾脏视为淋巴结组织。

（5）B症状：不明原因体重下降10%（诊断前6个月内），发热>38℃并排除其他原因发热，盗汗（夜间大量出汗，需要更换衣服被褥）。

（6）淋巴结分布区域参考

① 膈上（共12个区域，由于不能被一个放射野涵盖，因此左右各为一个区域）：Waldeyer环（鼻咽及口咽部的淋巴组织环，包括腭扁桃体、咽后壁腺样体、舌扁桃体及其他该部位淋巴组织）、左/右颈部（耳前、枕部、颌下、颏下、颈内、锁骨上）、左/右锁骨下、左/右腋窝（含胸部及内乳）、左/右滑车上、纵膈（含气管旁、胸膜区域）。

② 膈下（共9个区域）：脾门、上腹部（脾门、肝门、腹腔）、下腹部（腹主动脉旁、腹膜后、肠系膜周围、腹部其他非特指淋巴结）、左/右髂血管旁、左/右腹股沟、左/右腘窝。

二、原发胃肠道淋巴瘤 Lugano 分期

Lugano 分期			Ann Arbor 分期	TNM 分期	肿瘤范围
Ⅰ期	局限于胃肠道：单个原发灶或多发非连续病灶		ⅠE	T1N0M0	黏膜、黏膜下层
				T2N0M0	肌层
				T3N0M0	浆膜层
Ⅱ期	扩散到腹腔	Ⅱ1：局部淋巴结受累	ⅡE	T1～3N1M0	胃旁淋巴结
		Ⅱ2：远处淋巴结受累		T1～3N2M0	更远部位淋巴结
ⅡE	突破浆膜层累及邻近器官或组织		ⅠE	T4N0M0	侵及临近结构
Ⅳ期	弥漫性受累或伴有膈上淋巴结受累，或累及远处结外器官		Ⅲ	T1～4N3M0	膈肌两侧淋巴结受累
			Ⅳ	TxNxM1	远处转移

三、CLL 分期

CLL 建议采用 Rai 分期或 Binet 分期。SLL 建议采用 Lugano 分期。

1. Rai 分期

0 期：血液中淋巴细胞 $>15\times10^9$/L + 骨髓淋巴细胞 $>40\%$；

Ⅰ期：0 期 + 淋巴结肿大；

Ⅱ期：0/Ⅰ期 + 肝脾肿大；

Ⅲ期：0/Ⅰ/Ⅱ期 + 贫血 HGB <110g/L 或 Hct $<33\%$；

Ⅳ期：0/Ⅰ/Ⅱ期 + 血小板减低 PLT $<100\times10^9$/L。

2. Binet 分期

A 期：无贫血（HGB ≥100g/L）及血小板减低（PLT $\geq$

$100 \times 10^9/L$），淋巴结受累区域<3个（A0、AⅠ、AⅡ）；

B期：无贫血及血小板减低，淋巴结受累区域=3（BⅠ）、>3（BⅡ）；

C期：有贫血及血小板减低。

四、原发皮肤淋巴瘤TNM（B）分期

1.非MF/SS的TNM分期

T	T1	孤立性皮肤损害。 T1a 直径≤5cm； T1b 直径>5cm
	T2	一个身体区域或两个临近身体区域的多部位皮损。 T2a 全部疾病覆盖区域≤15cm； T2b 全部疾病覆盖区域15～30cm； T2c 全部疾病覆盖区域>30cm
	T3	广泛性皮肤损害。 T3a 两个非邻近部位的多部位皮损； T3b 三个或三个以上身体区域的多部位皮损
N	N0	无临床及病理下淋巴结受累
	N1	侵及1个浅表淋巴结，位于皮肤受累淋巴引流区域
	N2	侵及皮肤受累淋巴引流区域的2个或更多浅表淋巴结；或侵及非淋巴引流区域浅表淋巴结
	N3	侵及深部淋巴结
M	M1	无皮肤外、非淋巴结转移
	M2	有皮肤外、非淋巴结转移

注：皮肤区域划分，四肢双侧各为一个独立区域，共13个区域。
（1）头颈部：锁骨-T1棘突；
（2）胸：锁骨-肋缘-腋中线，包括肩关节及腋窝；
（3）腹：肋缘-腹股沟-腋中线，包括会阴；
（4）上背部：T1棘突-肋缘-腋中线；
（5）下背部：肋缘-臀下褶-腋中线；
（6）上臂：肩关节-肘关节，包括肘窝；
（7）小臂：肘关节-手；
（8）大腿：腹股沟-膝关节，包括腘窝；
（9）小腿：膝关节-足。

2. MF/SS 的 TNMB 分期

皮肤	T1	局限的斑片、丘疹、斑块＜皮肤面积10%
	T2	斑片、丘疹、斑块≥皮肤面积10%
	T2a	仅有斑片
	T2b	斑块 ± 斑片
	T3	一个或多个肿块（直径≥1cm）
	T4	红皮病≥皮肤面积80%
淋巴结	N0	临床无异常淋巴结，无需活检
	N1	异常淋巴结：病理为Dutch 1级或NCI LN 0～2
	N2	异常淋巴结：病理为Dutch 2级或NCI LN 3
	N3	异常淋巴结：病理为Dutch 3～4级或NCI LN 4
	Nx	异常淋巴结：无病理确认
内脏	M0	无内脏器官受累
	M1	内脏受累（注明受累器官，需病理确认）
	Mx	异常器官受累，无病理确认
外周血	B0	外周血异形淋巴细胞≤5%； 或＜$0.25×10^9$/L 非典型细胞（Sezary细胞）； 或CD4+/CD26－ 或CD4+/CD7－ 细胞＜15%
	B1	低外周血肿瘤负荷：＞5%外周血淋巴细胞是Sezary细胞并未达到B2要求
	B2	高外周血肿瘤负荷：Sezary细胞≥$1×10^9$/L； 或CD4+细胞比例增加，CD4/CD8≥10； 或CD4+细胞增加且免疫表型异常，CD4+/CD7－ ≥40%，CD4+/CD26－≥30%

注：（1）皮损应标注是否存在皮肤色素缺失、色素沉着、瘢痕、结痂以及色素异常；

（2）斑片定义：皮肤损伤不伴有明显凸起或硬化；

（3）斑块定义：皮肤损伤伴凸起或硬化；

（4）肿块定义：直径＞1cm肿块或结节；

（5）皮肤面积：头面部/枕部（3.5），颈前/颈后（1），前胸+前腹部/背部（13），会阴（1），左臀/右臀（2.5），单侧上臂前侧/后侧（2），单侧下臂前侧/后侧（1.5），单侧手掌/手背（1.25），单侧大腿前侧/后侧（4.75），单侧小腿前侧/后侧（3.5），单侧足背/足掌（1.75）。

分期	T	N	M	B
ⅠA	1	0	0	0~1
ⅠB	2	0	0	0~1
ⅡA	1~2	1~2	0	0~1
ⅡB	3	0~2	0	0~1
ⅢA	4	0~2	0	0
ⅢB	4	0~2	0	1
ⅣA1	1~4	0~2	0	2
ⅣA2	1~4	3	0	0~2
ⅣB	1~4	0~3	1	0~2

【参考文献】

[1] Cheson BD, Fisher RI, Barrington SF, et al. Recommendations for initial evaluation, staging, and response assessment of Hodgkin and non-Hodgkin lymphoma: the Lugano classification. J Clin Oncol. 2014, 32(27): 3059-3068.

[2] Rohatiner A, d'Amore F, Coiffier B, et al. Report on a workshop convened to discuss the pathological and staging classifications of gastrointestinal tract lymphoma. Ann Oncol. 1994, 5(5): 397-400.

[3] Rai KR, Sawitsky A, Cronkite EP, et al. Clinical staging of chronic lymphocytic leukemia. Blood. 1975, 46(2): 219-234.

[4] Binet JL, Auquier A, Dighiero G, et al. A new prognostic classification of chronic lymphocytic leukemia derived from a multivariate survival analysis. Cancer. 1981, 48:

198-204

[5] Olsen E, Vonderheid E, Pimpinelli N, et al. Revisions to the staging and classification of mycosis fungoides and Sezary syndrome: a proposal of the International Society for Cutaneous Lymphomas (ISCL) and the cutaneous lymphoma task force of the European Organization of Research and Treatment of Cancer (EORTC). Blood. 2007, 110(6): 1713-1722.

[6] Kim YH, Willemze R, Pimpinelli N, et al. TNM classification system for primary cutaneous lymphomas other than mycosis fungoides and Sezary syndrome: a proposal of the International Society for Cutaneous Lymphomas (ISCL) and the Cutaneous Lymphoma Task Force of the European Organization of Research and Treatment of Cancer (EORTC). Blood. 2007, 110(2): 479-484.

[7] Liu WP, Song YQ, Zheng W, et al. Aggressive behavior and elevated lactate dehydrogenase at baseline confer inferior prognosis in patients with primary cutaneous lymphoma. Clin Lymphoma Myeloma Leuk. 2013, 13(5): 534-540.

（执笔人：吴梦　刘卫平）

附录四　预后指标

一、HL

1.早期预后不良因素

危险因素	GHSG	EORTC	NCIC	NCCN
年龄	—	≥50	≥40	—
病理	—	—	MC & LD	—

续表

ESR 及 B 症状	A＞50； B＞30	A＞50； B＞30	＞50 或 B 症状	＞50 或 B 症状
纵隔包块	MMR＞0.33	MTR＞0.35	MMR＞0.33 或＞10cm	MMR＞0.33
淋巴结受累区域	＞2*	＞3**	＞3	＞3
结外受累	有	—	—	—
大包块	—	—	—	＞10cm

*HL GHSG（HL NCCN 2014-V2）：锁骨下 LN 与同侧颈部及锁骨上 LN 为同一区域，肺门 LN 与纵隔 LN 同一区域，腹部分为上腹部（脾门、肝门、腹腔）及下腹部，余同 Ann Arbor。

**HL EORTC（HL NCCN 2014-V2）：锁骨下 LN 与同侧腋窝 LN 为同一区域，余同 Ann Arbor。

注：（1）MMR（Mediastinal mass ratio）：纵隔包块最大宽度/最大胸内直径。

（2）MTR（Mediastinal thoracic ratio）：纵隔包块最大宽度/T5～6 胸廓直径。

2. 晚期预后不良因素

（1）IPS 评分危险因素：男性、年龄≥45 岁、Ⅳ 期、白蛋白＜40g/L、白细胞绝对值＞$15×10^9$/L、淋巴细胞绝对值＜$0.6×10^9$/L 或淋巴细胞比例＜8%、血红蛋白＜105g/L。

（2）危险度分层：0～2 为低危、＞2 为高危。

二、NHL

1. IPI

（1）危险因素：年龄＞60 岁、Ⅲ～Ⅳ 期、＞1 个结外病变、ECOG 评分＞1 分、LDH 升高。

（2）危险度分层：0～1 分为低危，2 分为低中危，3 分中高危，4～5 分为高危。

2. aaIPI（年龄矫正的IPI评分）

（1）若年龄≤60岁则依据下列判断：Ⅲ～Ⅳ期、ECOG评分＞1分、LDH升高。

（2）危险度分层：0分为低危，1分为低中危，2分为中高危，3分为高危。

3. NCCN-IPI（弥漫大B细胞淋巴瘤）

得分	发病年龄	ECOG	LDH/LDH最高上限	分期	结外受累
0	＜40	0～1	≤1	Ⅰ～Ⅱ	—
1	41～60	2～4	1＜x≤3	Ⅲ～Ⅳ	受累范围包含：骨髓、中枢、肝、肺、消化道（食道、胃、十二指肠、小肠、结肠、直肠肛管、阑尾），任意一个或多个
2	61～75	—	＞3		
3	≥75	—			

注：（1）NCCN-IPI评分：0～8分。

（2）危险分层：0～1分为低危、2～3分为中低危、4～5分为中高危、≥6为高危。

4. MIPI和MIPI-c（套细胞淋巴瘤）

（1）MIPI评分

得分	发病年龄	ECOG	LDH/LDH最高上限	白细胞（×10⁹/L）
0	＜50	0～1	＜0.67	＜6.700
1	50～59	—	0.67～0.99	6.700～9.999
2	60～69	2～4	1.00～1.49	10.0～14.999
3	≥70	—	≥1.50	≥15.00

注：危险分级（0～3分为低危、4～5分为中危、6～11分为高危）。

（2）MIPI-c 评分

MIPI-c 分组	MIPI 分组	Ki-67 指数	5年生存率（%）
低危	低危	<30%	85
低中危	低危	≥30%	72
	中危	<30%	
中高危	中危	≥30%	43
	高危	<30%	
高危	高危	≥30%	17

5. FLIPI-1 和 FLIPI-2（滤泡性淋巴瘤）

（1）FLIPI-1（滤泡淋巴瘤，可用于 OS 预后分层分析）

风险因子数	FLIPI-1 指数	总生存率（OS）	
		5 年（%）	10 年（%）
0或1	低	91	71
2	中	78	51
3～5分	高	53	36

注：（1）风险因子：年龄≥60岁、分期Ⅲ～Ⅳ期、血红蛋白<120g/L、LDH升高、≥5个淋巴结受累区域。每项1分。

（2）FLIPI-1危险度分级：0～1分为低危，2分为中危、≥3分高危。

（3）受累区域划分（共13个区域）：左/右颈部（耳前、上颈部、中下颈部、颈后、锁骨上）、左/右腋窝（含锁骨下）、左/右滑车上（含肘窝）、左/右腹股沟（含股动脉旁）、左/右腘窝、纵隔（含气管旁及肺门）、肠系膜（肠系膜、脾门、肝门、腹腔）、腹主动脉旁（腹主动脉旁、髂总、髂外）。

（2）FLIPI-2（滤泡淋巴瘤，可用于 PFS 预后分层分析）

风险因子数	FLIPI-2 指数	PFS	OS
		5 年（%）	5 年（%）
0	低	80	98
1～2	中	51	88
3～5	高	19	77

注：（1）风险因子：年龄>60岁、骨髓受侵、血红蛋白<120g/L、β_2微球蛋白升高、受累淋巴结最大长径>6cm。每项1分。

（2）FLIPI-2危险度分级：0分为低危，1～2分为中危、≥3分为高危。

6. MALT-IPI（黏膜相关淋巴组织淋巴瘤）

（1）危险因素：年龄≥70 岁，Ann Arbor Ⅲ～Ⅳ期，LDH＞正常。

（2）危险度分层：0 分为低危，1 分为中危，≥2 分为高危。

7. CLL-IPI（慢性淋巴细胞白血病）

（1）危险因素

危险因素	积分
TP53 缺失或突变	4
IGHV 基因野生型（无突变）	2
Rai 分期Ⅰ～Ⅳ期或Binet 分期B～C期	1
β_2- 微球蛋白＞3.5mg/L	2
年龄＞65 岁	1

（2）危险度分层：低危 0～1 分，中危 2～3 分，高危 4～6 分，极高危 7～10 分。

8. PIT（外周T细胞淋巴瘤，非特指型）

（1）危险因素：年龄＞60 岁，LDH 升高，ECOG 2～4，骨髓受累。

（2）危险度分层：0 分为 1 组，1 分为 2 组，2 分 3 组，3～4 分 4 组。

9. PINK 和 PINK-E（结外NK/T细胞淋巴瘤）

（1）PINK

① 危险因素：年龄＞60 岁，Ⅲ～Ⅳ期，远处淋巴结受累，非鼻型病变。

② 危险度分层：0 分为低危，1 分为中危，≥2 分

为高危。

（2）PINK-E

① 危险因素：年龄＞60岁，Ⅲ～Ⅳ期，远处淋巴结受累，非鼻型病变，EBV-DNA升高。

② 危险度分层：0～1分为低危，2分为中危，≥3分为高危。

10. NRI（列线图简化风险指数，适用于结外NK/T细胞淋巴瘤）

危险因素	分值
年龄＞60岁（vs ≤60岁）	1
Ann Arbor分期：Ⅱ期（vs Ⅰ期）	1
Ann Arbor分期：Ⅲ～Ⅳ期（vs Ⅰ期）	2
ECOG评分≥2（vs 0-1）	1
LDH升高（vs 正常）	1
PTI（vs无）	1

注：PTI（Primary tumor invasion，原发肿瘤浸润）是指肿瘤超出原发部位，侵犯至邻近解剖结构或者器官，或者涉及多个相邻的原发部位，无论分期或者原发部位如何。

NRI（全组患者）	5年OS（%）
低危　0分	85.4
中低危　1分	78.7
中高危　2分	68.4
高危　3分	52.5
极高危　≥4分	33.2

NRI（局限期适用）	5年OS（%）
低危　0分	85.4
中低危　1分	78.7
中高危　2分	69.5
高危　≥3分	56.3

11.改良IPSS评分系统（R-IPSSWM，适用于华氏巨球蛋白血症）

危险因素	分层
年龄＜65岁（0分）	0分：很低危
年龄66～75岁（1分）	1分：低危
年龄＞75岁（2分）	2分：中危
β_2微球蛋白＞4mg/L（1分）	3分：高危
LDH＞250IU/L（1分）	4～5分：很高危
血浆白蛋白＜3.5g/L（1分）	—

【参考文献】

[1] 刘卫平，王小沛，张晨，等. 不同分层方法对早期弥漫大B细胞淋巴瘤预后价值的比较.中华血液学杂志. 2016, 37(4): 269-272.

（执笔人：吴梦 刘卫平）

附录五 疗效评价标准

一、2014版Lugano评效标准

淋巴瘤疗效评价不同于实体瘤，现行最新评价标准采用 Lugano 修订的 2014 版 Cheson 标准，分为影像学缓解（CT/MRI 评效）和代谢缓解（PET/CT 评效），同时进行影像学及 PET/CT 检查者以 PET/CT 评效结果为最终结果。

	病灶区域	PET/CT评效	CT/MRI评效
CR	淋巴结及结外受累部位	5PS评分1~3*分，伴或不伴有残余病灶 注：韦氏环、结外高代谢摄取器官如脾脏或G-CSF刺激后的骨髓，代谢可能高于纵膈/肝血池，此时评判CR应与本底水平相比	靶病灶（淋巴结/结节性肿块）长径（Ldi）≤1.5cm 无结外病灶
	不可测病灶	不适用	消失
	器官增大	不适用	退至正常
	新发病灶	无	无
	骨髓	无骨髓FDG敏感疾病证据	形态学正常，若不确定需行IHC阴性
PR	淋巴结及结外受累部位	5PS评分4~5分，伴摄取较基线减低，残余病灶可为任意大小	最多6个靶病灶PPD（Ldi×垂直于Ldi的短径）总和，即SPD缩小≥50%
		中期评估，上述情况提示治疗有效	当病灶小至无法测量，默认为5mm×5mm
		终末期评估，上述情况提示疾病尚残留	当病灶消失，记录为0mm×0mm；当淋巴结>5mm×5mm，但小于正常值时，根据实际测量值计算
	不可测病灶	不适用	病灶未增大：消失、恢复正常或退缩
	器官增大	不适用	脾脏长径缩小>原长径增大值的50%；常默认脾脏正常大小13cm，若原为15cm，判PR需长径<14cm
	新发病灶	无	无
	骨髓	残余摄取高于正常骨髓组织但较基线减低；如果骨髓持续存在结节性局部异常改变，需MRI或活检或中期评估来进一步诊断	不适用

	病灶区域	PET/CT评效	CT/MRI评效
SD	靶病灶（淋巴结/结节性肿块、结外病灶）	无代谢反应：中期/终末期评效5PS评分4~5分、代谢较基线相比无明显改变	最多6个靶病灶SPD增大<50%，无PD证据
	不可测病灶	不适用	未达PD
	器官增大	不适用	未达PD
	新发病灶	无	无
	骨髓	同基线	不适用
PD	单个靶病灶（淋巴结/结节性肿块）、结外病灶	5PS评分4~5分伴摄取较基线增加，和/或中期或终末期评效时出现新发摄取增高	至少有1个病灶进展，淋巴结/结外病灶需同时符合下述要求：①Ldi>1.5cm；②PPD增加≥50%(较最小状态)；③Ldi或Sdi较最小状态增加≥0.5cm(≤2cm病灶)或≥1.0cm(>2cm病灶)
			脾脏长径增长>原长径增大值的50%，常默认脾脏正常大小13cm，若原为15cm，判PD需长径>16cm；若基线无脾大，长径需在基线基础上至少增加2cm；新出现或复发的脾大
	不可测病灶	无	新发病灶或原有不可测病灶明确进展
	新发病灶	出现淋巴瘤相关新发高代谢灶（排除感染、炎症等），若未明确性质需行活检或中期评估	原已缓解病灶再次增大
			新发淋巴结任意径线>1.5cm
			新发结外病灶任意径线>1.0cm，若直径<1.0cm需明确该病灶是否与淋巴瘤相关
			明确与淋巴瘤相关的任意大小的病灶
	骨髓	新出现或复发的高代谢摄取	新发或复发的骨髓受累

*5PS 评分为 3 分：在多数患者中提示标准治疗下预后较好，特别对于中期评估患者。但是，在某些降阶梯治疗的临床试验中，评分为 3 被认为治疗效果不佳，需要避免治疗不足。

注：（1）Deauville 的 PET 评效 5 分法

1 分：摄取≤本底；

2 分：摄取≤纵隔血池；

3 分：纵隔血池＜病灶摄取≤肝血池；

4 分：摄取＞肝血池（轻度）；

5 分：摄取＞肝血池（显著，SUVmax＞2 倍肝血池）或新发病灶；

X 分：新发摄取异常，考虑与淋巴瘤无关。

（2）可测量病灶：最多 6 个显著的淋巴结/淋巴结融合肿块、结外病灶，两个径线均易被测量。

① 淋巴结（Nodes）：淋巴结需按照区域划分；如果有纵隔及腹膜后淋巴结肿大，应该包括；可测淋巴结需长径＞1.5cm；

② 非淋巴结病灶（Non-nodal lesions）：包括实体器官（如肝、脾、肾、肺等）、消化道、皮肤或触诊可及标注部分，可测结外病灶需长径＞1.0cm。

（3）不可测病灶：任何无法作为可测量/可评估的肿瘤病灶均被认为不可测病灶。

① 任何淋巴结/淋巴结融合肿块、结外病灶，即所有未能被选择为可测病灶的，或可测量的，或未达到可测量标准但依然认为是病灶的部分；

② 考虑为肿瘤累及但难以量化测量的，比如胸腔积液、腹腔积液、骨转移、软脑膜受累、不可测量的腹部肿块病灶等；

③ 其他未确诊需要影像学随访病灶。

（4）韦氏环以及结外病灶（Extranodal sites）（如消化道、肝、骨髓）：评判 CR 时 FDG 摄取可能高于纵隔池，但不应高于周围本底水平。

二、蕈样霉菌病（MF）/Sezary综合征（SS）的评效标准

对皮损、受累淋巴结、受累内脏及血液受累情况分别进行评估，皮肤受累程度使用改良严重度加权评估工具（mSWAT）评估。

mSWAT 是一个相对客观、定量化的严重度加权评估工具：通过定量化评估每个皮损的体表面积百分比并乘以严重性加权因子（斑片为 1、斑块为 2、肿块为 4）得出各项评分，然后将所有项目相加得出 mSWAT 评分。

改良严重度加权评估工具（mSWAT）见下表。

体区（BSA 占比）	受试者皮损评估		
	斑片	斑块	肿块
头部（7%）			
颈部（2%）			
躯干正面（13%）			
大臂（8%）			
前臂（6%）			
手部（5%）			
躯干背面（13%）			
臀部（5%）			
大腿（19%）			
小腿（14%）			
足（7%）			
腹股沟（1%）			
分项皮损小计			
加权因子	×1	×2	×4
分项皮损小计 × 加权因子			
mSWAT 评分总计			

注：mSWAT 评分等于各栏相加之和。BSA 为体表面积。患者五指并拢时，手掌和手指面积大约为 1% BSA；手掌（不含五指）面积大约为 0.5% BSA。

受累淋巴结、受累内脏需复查影像学进行评估，必要时重新进行活检，血液受累情况需评估外周血 Sézary 的计数情况进行评估。综合疗效评估结果（global response，GR）根据 TNMB 的评估情况进行综合疗效评估。具体见下列表。

皮肤评效标准

皮肤评效结果	标准
完全缓解（CR）	皮损面积100%消失
部分缓解（PR）	mSWAT 评分下降50%～99%；且皮肤分期为T1，T2或T4患者未新增任何肿块皮损（T3）
疾病稳定（SD）	新发皮损面积<25%或消失皮损面积下降<50%；且皮肤分期为T1，T2或T4患者未新增任何肿块皮损（T3）
疾病进展（PD）	新发皮损面积≥25%；皮肤分期为T1，T2或T4的患者新增肿块皮损（T3）；失去疗效：在PR或CR的患者中，mSWAT评分高于最低mSWAT评分与50%基线评分之和
复发	达到CR或PR的患者新发皮损面积>50%

淋巴结评效标准

淋巴结评效结果	标准
完全缓解（CR）	所有靶淋巴结长径≤1.5cm或活检为阴性，对于基线为N3、长径介于1～1.5cm的淋巴结应短径≤1cm或活检淋巴瘤阴性
部分缓解（PR）	所有靶淋巴结长短径乘积之和减少≥50%，且无新的淋巴结长径>1.5cm 或短径>1 cm（限长径介于1～1.5cm的淋巴结）
疾病稳定（SD）	未达到CR、PR或PD的标准
疾病进展（PD）	基线靶淋巴结长短径乘积之和增大≥50%；新发淋巴结增大且长径>1.5cm，短径>1cm，若淋巴结长径为1～1.5cm，需病理活检果为N3；失去疗效：既往达PR的淋巴结长短径乘积之和增大>50%
复发	病理组织学N3、已观察到CR淋巴结当前长径>1.5cm

脏器评效标准

脏器评效结果	标准
完全缓解（CR）	肝脏、脾脏或任何既往受累脏器查体未能触及，同时无影像学受累证据，肝脏、脾脏无结节状病灶，既往受累脏器再次活检病理结果为阴性
部分缓解（PR）	肝脏、脾脏浸润结节减少≥50%，查体无增大，基线受累脏器可测量病灶长径乘积之和减少≥50%，肝脾未增大，未见新发受累脏器

续表

脏器评效结果	标准
疾病稳定（SD）	未达到 CR、PR 或 PD 的标准
疾病进展（PD）	受累脏器可测量病灶长短径乘积之和增大＞50%；出现新发受累脏器；或既往达 PR 患者在 PR 基础上受累脏器长短径乘积之和增大＞50%
复发	达到 CR 患者新发脏器累及

血液评效标准

血液评效结果	标准
完全缓解（CR）	B0
部分缓解（PR）	血液肿瘤细胞高负荷者（B2）的 Sezary 细胞绝对计数较基线下降幅度＞50%
疾病稳定（SD）	未达到 CR、PR 或 PD 的标准
疾病进展（PD）	血液分期由 B0 加重为 B2；较基线肿瘤细胞计数上升＞50% 且绝对计数超过 5000 细胞/μL；失去疗效：基线时血液分期为 B2 的患者在达到 PR 以后，血液肿瘤细胞计数较最低值上升幅度＞50%，且绝对计数超过 5000 细胞/μL
复发	达到 CR 患者新发血液肿瘤负荷≥B1 分期

综合评效标准

综合评效结果	定义	皮肤	淋巴结	血液	内脏
完全缓解（CR）	完全缓解（CR）	CR	分类未累及或均达 CR		
部分缓解（PR）	可测量病灶消退	CR	受累分类均未达到 CR 且均未 PD		
		PR	受累分类均未 PD，基线受累分类至少 1 个疗效达 CR 或 PR		
疾病稳定（SD）	不满足 CR、PR 或 PD 标准	PR	所有分类均未 PD，基线受累分类疗效均未达 PR 或 CR		
		SD	分类未累及或达 CR、PR 或 SD，且均未 PD		
疾病进展（PD）	疾病进展（PD）	任一受累分类 PD			
复发	疾病复发	达到 CR 患者任一受累分类复发			

三、原发中枢神经系统淋巴瘤IPCG评效标准

	头颅影像学	CSF细胞学	眼科检查	激素剂量
CR	无强化	阴性	正常	无
CRu	无强化 轻微异常	阴性	正常 视网膜轻微异常	任何
PR	肿瘤缩小50% 无强化	阴性 持续存在/可疑	正常/轻微异常 原病灶好转	无关
PD	肿瘤增大25% 任何新发病灶	再次阳性/ 持续阳性	再次异常/ 新发病灶	无关

四、慢性淋巴细胞白血病的评效标准

组别	评效指标	CR	PR	PD	SD
A组: 评价肿瘤负荷	淋巴结	长径<1.5cm	缩小≥50%	增大≥50%	介于PR和PD之间
	肝/脾	脾<13cm 肝大小正常	缩小≥50%	增大≥50%	介于PR和PD之间
	系统症状	无	有	有	有
	外周血淋巴细胞计数	正常	较基线降低≥50%	较基线升高≥50%	介于PR和PD之间
B组: 评价骨髓造血功能	血小板计数	≥100×10^9/L	≥100×10^9/L 或较基线升高≥50%	CLL本病所致较基线下降≥50%	介于PR和PD之间
	血红蛋白	≥110g/L (无输血,不使用EPO)	≥110g/L或较基线升高≥50%	CLL本病所致较基线下降≥20g/L	介于PR和PD之间
	骨髓	增生正常,无CLL细胞,无B细胞性淋巴小结	存在CLL细胞,或B细胞性淋巴小结,或未做骨髓检查	较上一次活检CLL细胞增加≥50%	骨髓浸润较前无明显改变
	中性粒细胞(不使用生长因子)	≥1.5×10^9/L	≥1.5×10^9/L 或较基线升高>50%	—	—

注:(1) CR:需要满足所有上述标准;
(2) PR:需要至少满足A组2项标准和B组1项标准,如果治疗前A组和B组仅有1项指标有异常,则仅需满足1项改善标准;
(3) PD:需要至少满足A组或B组中的1项标准;
(4) SD:需要满足所有上述标准,仅出现系统症状不能判断为PD。

五、Castleman 病的评效标准

整体疗效	生化指标	淋巴结	临床症状*
CR	CRP、HGB、ALB、eGFR 恢复正常	CR	恢复基线（发病前）
PR	CRP、HGB、ALB、eGFR 均改善＞50%	PR	4 个症状均改善，但未恢复到发病前
SD	上述 4 个指标改善＜50% 或恶化＜25%	未达 PR 或 CR	至少 1 个症状（但不是所有症状）改善
PD	上述 4 个指标任意一个恶化超过 25%	增大＞25%	≥2 次评估提示任一症状恶化

* 临床症状改善标准：
(1) 乏力：相对于基线下降≥1 CTC 级别；
(2) 厌食：相对于基线下降≥1 CTC 级别；
(3) 发热：相对于基线下降≥1℃；
(4) 体重：相对于基线增加≥5%。

六、毛细胞白血病的评效标准

完全缓解（CR）	外周血细胞计数接近正常：血红蛋白＞110g/L（不输血情况下）；血小板＞100×10⁹/L；ANC＞1.5×10⁹/L。体检结果显示脾肿大消退。外周血涂片和骨髓检查都未发现 HCL 形态学证据
疗效评估的时机	采用克拉曲滨进行治疗的患者，其疗效评估的骨髓检查在治疗完成 4 个月后方可进行。采用喷司他丁进行治疗的患者，可以在血细胞计数接近标准化、体检显示无脾肿大后进行骨髓评估
CR ± 微小残留病变（MRD）	对于取得 CR 的患者，可以通过 MRD 百分比免疫组化评估将患者分为取得 CR ± MRD 证据两类
部分缓解（PR）	PR 要求外周血细胞计数达到接近标准化（与 CR 相同），同时器官肿大和骨髓改善至少 50% 并进行 HCL 骨髓活检浸润
疾病稳定（SD）	治疗后出现明确缓解，但未达到标准的患者，被认为是 SD。因为罹患 HCL 患者，其治疗有特定的原因，包括疾病相关症状或血液学参数下降等，SD 是不可接受的疗效
疾病进展（PD）	疾病相关症状增加的患者，器官肿大增加达到 25%，或血液学参数下降达到 25%，则属于 PD。必须尽力区分由于治疗的骨髓抑制反应和由于 PD 导致的血细胞计数下降

HCL复发	形态学复发的定义为：外周血、骨髓活检或以上两者的形态学染色，在未有血液学复发的情况下，再次出现HCL。血液学复发的定义为：CR和PR再次出现血细胞减少低于前文所定义阈值的情况。然而，形态学复发时并不需要治疗，血液学复发时的治疗决策应根据多个参数确定（例如血液学参数允许的治疗、疾病相关症状的复发等）

七、淋巴浆细胞淋巴瘤/华氏巨球蛋白血症的评效标准

评效结果	标准
完全缓解（CR）	免疫固定电泳阴性并再次确认，IgM定量在正常范围；无骨髓侵犯；原有的髓外病灶消失，如肿大的淋巴结或脾；WM相关的临床症状及体征消失
非常好的部分缓解（VGPR）	血清蛋白电泳示M蛋白下降≥90%；原有髓外病灶消失，如肿大的淋巴结或脾；无新的疾病活动的症状或体征
部分缓解（PR）	血清蛋白电泳示M蛋白下降50%～90%；原有髓外病灶缩小≥50%，如肿大的淋巴结或脾；无新的疾病活动的症状或体征
微小反应（MR）	血清蛋白电泳示M蛋白下降≥25%但<50%；无新的疾病活动的症状或体征
疾病稳定（SD）	血清蛋白电泳示M蛋白增加或减少<25%；淋巴结肿大、脏器肿大、WM相关的贫血、临床症状及体征无进展
疾病进展（PD）	血清蛋白电泳示M蛋白增加≥25%并需再次确认；或者由疾病本身导致的临床表现（如贫血、血小板减少、白细胞减少、淋巴结或脏器肿大等）或体征（盗汗、不能解释的反复体温≥38.4℃、体重减轻≥10%、高黏滞血症、神经病变、症状性冷球蛋白血症、淀粉样变性等）加重

（执笔人：唐磊　王雪鹃）

附录六 其他标准

一、纽约心脏病协会（new york heart association, NYHA）心功能分级

（1）Ⅰ级：日常活动量不受限，一般体力活动不引起过度疲劳、心悸、气喘或心绞痛；

（2）Ⅱ级：体力活动轻度受限，休息时无自觉症状，一般体力活动引起过度疲劳、心悸、气喘或心绞痛；

（3）Ⅲ级：体力活动明显受限制，休息时无症状，但小于一般体力活动即可引起过度疲劳、心悸、气喘或心绞痛；

（4）Ⅳ级：不能从事任何体力活动，休息状态下也出现心衰症状，体力活动后加重。

二、老年累积疾病等级评分（cumulative illness rating scale for geriatrics，CIRS-G）

（1）0级：无异常；

（2）1级：现有轻度异常，或既往有明显异常；

（3）2级：中度功能不良或致死率，需要治疗；

（4）3级：严重或持久的功能不良，或无法控制的慢性症状；

（5）4级：极重度功能不良，或需立即治疗，或终末器官损伤，或严重功能受损。

（执笔人：吴梦　刘卫平）

附录七　临床科研的转化研究

一、淋巴瘤患者生物信息队列专病库（electronic medical records and genomics library for lymphoma, eMERGELL ）

北京大学肿瘤医院淋巴瘤患者生物信息队列专病库始建于 2012 年，匹配相应的患者基本信息，诊疗信息和随访信息等，形成淋巴瘤专病队列电子病历与生物信息样本库网络，为临床与科研转化起到桥梁作用。

截至 2020 年，基于患者知情同意、科技部人类遗传办备案的淋巴瘤患者生物信息队列专病库（国科遗办审字【2016】92 号），涵盖患者肿瘤组织标本、血液标本（初治血、周期血、骨髓血）、福尔马林固定石蜡包埋（FFPE）组织、延伸出来的人源化动物模型，以及上述样本所产生出来的生物信息（DNA 和 RNA 信息）。

生物信息队列专病库流程如下：

（1）签署患者知情同意书。

（2）组织标本：患者治疗前、治疗后进行检查时，从活检、穿刺或手术切除后废弃的样本中留取新鲜组织标本，液氮保存（离体 0.5h 内），由专业人员进行科学规范的管理。

（3）血液标本：患者治疗前、治疗后评效期间，常规留取 15mL 外周静脉血，进行血浆、血清、全血及外周血淋巴细胞的分离及冻存。采用标本库的统一编号。

（4）福尔马林固定石蜡包埋（FFPE）组织：10%中性福尔马林固定12～48h，标本切成≤3mm厚，面积最大径≤2cm的组织块，放入专用的组织处理塑料标本盒内，经自动脱水机处理及石蜡包埋，应用于HE、IHC、FISH、Nano string、qPCR及NGS等检测。

二、流式细胞检查

流式细胞技术可作为淋巴瘤重要的辅助诊断方法，有助于明确淋巴瘤类型，并进行微小残留病灶的监测、疗效判断以及确定肿瘤表型的变化。

（1）标本要求：活检、细针穿刺、骨髓、脑脊液及外周血标本均可，EDTA抗凝后室温保存。

（2）目前常用的抗体组

① 髓系：CD34，HLA-DR，CD13，CD33，CD14，CD64，CD7，CD117；

② B系：CD10，CD20，CD19，CD5，CD79a，IgM，CD22，CD103，CD23；

③ T系：CD2，CD7，CD4，CD8，CD3，CD16，CD56，TCRαβ，TCRγδ。

三、二代测序检测

二代测序作为淋巴瘤重要的辅助诊断方法，有助于明确淋巴瘤类型，并进行微小残留病灶的监测、疗效判断以及确定肿瘤表型的变化。

标本要求：组织标本以 FFPE 或者新鲜肿瘤组织（穿刺或切检）为主，骨髓、脑脊液及外周血标本为辅，口腔咽拭子作为对照。

目前常用的测序组合以科室内靶向测序为主。

（执笔人：米岚　丁宁　王宵旰）